Il Grimorio della Strega

L'antica guida alla stregoneria, alle pratiche magiche e ai rituali divinatori.

Immagina e attrai la vita che desideri

Rachel M. Adams

Copyright

Copyright di *Rachel M. Adams*

Disclaimer

INDICE

Capitolo 1: Il grimorio e la Wicca: contesto storico.....................5

Capitolo 2: Wicca, stregoneria e paganesimo 12

Capitolo 3: Pratiche, credenze e potere Wiccan.......................15

Capitolo 4. Altari e strumenti Wiccan 21

Capitolo 5. Divinazione 31

Capitolo 6. Streghe e stregoneria 41

Capitolo 7. Erbe, pozioni, cristalli e talismani.........................48

Capitolo 8. Segni che sono una strega, purifica lo spirito e libera il potenziale spirituale 62

Capitolo 1: Il grimorio e la Wicca: contesto storico

Un grimorio è un libro magico o occulto che contiene istruzioni, incantesimi, rituali e conoscenze segrete relative alla magia, all'astrologia, all'alchimia e ad altre pratiche esoteriche. Questi libri venivano spesso utilizzati da maghi, stregoni, alchimisti e persone interessate alle arti occulte per cercare di acquisire poteri speciali, accedere a forme di conoscenza proibite o cambiare il corso degli eventi.

L'etimologia del termine "grimorio" è tanto antica quanto incerta. Alcuni specialisti, ad esempio, sostengono che la parola derivi dal francese antico "grammaire" o dal latino "grammar", che significava un libro didattico o una raccolta di concetti necessari per apprendere una determinata disciplina o arte. Altri, invece, sostengono che il termine derivi dal greco "grimoirein", che significa "scrivere" o "graffiare", e potrebbe essere legato all'idea di scrivere formule o incantesimi su pergamena o tavole di legno. In ogni caso, il termine "grimorio" è stato utilizzato per designare libri di magia e di occultismo fin dal medioevo e continua ad essere utilizzato oggi per designare testi di questa natura.

I grimori hanno una lunga storia che risale all'antichità. Infatti, uno dei grimori più antichi conosciuti è il papiro Ebers, scoperto intorno al 1870 in una tomba a Luxor (Egitto) e risalente al periodo del Nuovo Regno (intorno al 1550 a.C.). L'autore, oltre a dimostrare una grande conoscenza dell'anatomia umana, comprende numerosi incantesimi e formule per curare diverse malattie, nonché rimedi medico-farmacologici.

Nel corso dei secoli successivi, i grimori divennero sempre più popolari, soprattutto in epoca medievale, quando la magia e l'occulto erano saldamente radicati nella società. Uno dei grimori più famosi del Medioevo è il "Picatrix", una delle opere più influenti dell'epoca, che ebbe un notevole impatto sulla magia occidentale. Ma fermiamoci un attimo ad esaminare nel dettaglio questo testo. Conosciuto anche come "Ghāyat al-Ḥakīm" o "La fine dei saggi", è un antico testo di magia e astrologia, scritto in arabo nel XII secolo. Il suo autore è sconosciuto, ma si ritiene che sia stato scritto da un teologo andaluso o da uno studioso nordafricano. Il Picatrix è diviso in quattro sezioni principali che trattano vari argomenti magici e astrologici.

La prima sezione tratta gli elementi naturali, le erbe e le sostanze utilizzate negli incantesimi e nelle pozioni. La seconda sezione offre istruzioni dettagliate su come evocare e dominare gli spiriti o gli esseri celesti. Vengono descritte procedure, invocazioni e talismani specifici associati a ciascun piano celeste . La terza sezione è dedicata all'astrologia e agli influssi planetari. Spiega come utilizzare l'effetto delle stelle per influenzare persone o eventi e come utilizzare questa conoscenza per influenzare il futuro o cambiare il proprio destino. La quarta parte, infine, tratta della magia orale, come l'uso degli incantesimi e dei rituali divinatori.

Il Picatrix è un testo estremamente dettagliato e complesso che condivide molte caratteristiche con altri grimori medievali. È noto per combinare varie influenze culturali, come quella greca, persiana, ebraica e indiana. Per molto tempo il grimorio è stato censurato in quanto pericoloso e controverso. Negli ultimi decenni, tuttavia, è stato oggetto di un rinnovato interesse da parte degli specialisti di occultismo e magia cerimoniale.

È importante ricordare che il Picatrix è un testo antico che può contenere idee e pratiche che potrebbero essere considerate inaccettabili o immorali nella società moderna. Se cerchi informazioni approfondite sul grimorio è consigliabile consultare esperti e fonti autorevoli sull'argomento.

Detto questo, non bisogna dimenticare che i grimori del Medioevo venivano spesso considerati contrari alla Chiesa e alla dottrina cristiana. La Chiesa cattolica considerava questi testi eretici e li proibiva come pratiche diaboliche; Inoltre, coloro che si dedicavano alla pratica della magia correvano il rischio di essere perseguitati e condannati come streghe. Nonostante questa ostilità da parte della Chiesa, i grimori continuarono ad esistere e la loro tradizione venne tramandata. Molti di essi sono stati copiati e riscritti nel corso dei secoli e alcuni sono ancora disponibili oggi. Alcuni grimori sono stati anche reinterpretati e utilizzati dai moderni praticanti di magia e occulto.

Un altro grimorio molto famoso è la "Chiave di Salomone", un testo antico e misterioso attribuito al leggendario re Salomone, famoso per la sua saggezza. Quest'opera contiene una serie di incantesimi e sigilli che possono essere utilizzati per evocare e controllare gli spiriti, aprire le porte sull'aldilà, entrare in contatto con entità malevole ed eseguire divinazioni. Il testo è stato tradotto nel corso dei secoli in diverse lingue e numerose versioni sono state messe a disposizione del pubblico. Tuttavia, la sua autenticità è stata messa in dubbio dagli studiosi, poiché non esiste alcuna prova diretta della sua esistenza ai tempi di Salomone. Inoltre, molti dei rituali e delle pratiche descritte nel grimorio sono considerati non scientifici e non sono riconosciuti dalla moderna comunità accademica.

Anche durante il Rinascimento i grimori erano molto comuni. Nella maggior parte dei casi erano scritti in latino e si basavano su testi più antichi, come libri medievali di magia e trattati di astrologia e alchimia. Tuttavia il loro contenuto veniva spesso arricchito di nuovi elementi, riflettendo le conoscenze scientifiche e filosofiche dell'epoca.

Il Liber Juratus Honorii, noto anche come "Libro giurato di Onorio", è un testo medievale di magia e demonologia che, però, subì numerose riscritture durante il Rinascimento. Si ritiene che sia stato scritto dall'imperatore del Sacro Romano Impero Onorio III nel XIII secolo.

Il libro si concentra sulla magia e sulla teurgia (la pratica di invocare gli spiriti divini) ed è strutturato come un manuale per creare pentacoli, invocare gli spiriti e acquisire poteri magici. Il titolo "Liber Juratus" significa "libro giurato" e indica che il testo doveva essere giurato o consacrato prima che le forme di magia in esso contenute potessero essere praticate.

Il libro è diviso in tre parti principali. Il primo spiega i fondamenti della magia e della teurgia, compreso come invocare gli spiriti dei sette pianeti e dei quattro elementi. La seconda parte offre istruzioni dettagliate su come creare pentacoli e sigilli magici che presumibilmente hanno il potere di controllare gli spiriti. Infine, la terza parte del libro propone rituali per invocare gli spiriti, siano essi angelici o demoniaci.

Il testo del Liber Juratus Honorii è scritto in latino e contiene elementi delle tradizioni magiche ebraiche, cristiane e persiane. Tuttavia, è importante notare che il libro è stato oggetto di controversie storiche. Alcuni studiosi ritengono che sia stato scritto da un autore anonimo nel XIV secolo e non da Onorio III. Qualunque sia la sua vera origine, il Liber Juratus Honorii è stato un testo molto influente e continua ad essere studiato da coloro che sono interessati alla storia della magia e alle sue tradizioni. Tuttavia, come per ogni pratica magica, è importante considerare le implicazioni etiche e morali prima di avvicinarsi a un testo del genere.

In generale, i grimori rinascimentali riflettono l'interesse dell'epoca per l'occultismo e l'esoterismo, ma tendono anche a essere oggetto di critiche e sospetti. Le autorità religiose consideravano la magia e l'occulto eresie e le pratiche magiche venivano perseguitate. Tuttavia molti intellettuali rinascimentali, come Marsilio Ficino e Giovanni Pico della Mirandola, si appassionarono a questa conoscenza occulta e la studiarono come parte del loro interesse per la filosofia e la ricerca della verità ultima.

Un caso molto interessante è quello di Rauðskinna, un antico manoscritto islandese del XVI secolo. Il termine "rauðskinna" si traduce approssimativamente in "pelle rossa" in italiano, probabilmente in riferimento al colore della pelle sulla copertina del libro. Il grimorio è diviso in tre parti principali, ciascuna contenente incantesimi, sigilli magici e invocazioni. È considerato uno dei testi magici più potenti mai creati e contiene molti segreti di magia nera. Si dice che il libro sia stato composto nella città di Hólar da un vescovo islandese di nome Gottskalk Nikulausson, che aveva una reputazione piuttosto oscura, poiché si dice che abbia commesso diversi atti sacrileghi prima di scrivere il grimorio.

Uno degli aspetti più intriganti del Rauðskinna è il potere che presumibilmente conferisce al suo proprietario. Si ritiene che il grimorio possa controllare il diavolo stesso, proteggerlo dal male e conferire poteri soprannaturali, come la capacità di provocare la morte dei nemici o evocare demoni per ottenere favori o conoscenze proibite. Tuttavia, a causa della sua natura oscura, il grimorio di Rauðskinna è sempre stato considerato un testo pericoloso e molti hanno evitato di lavorarci. La Chiesa cattolica, in particolare, non incoraggiò mai l'uso dei libri magici, e durante l'Inquisizione furono bruciati molti grimori, compreso quello di Rauðskinna. Nonostante la sua fama, il testo islandese fu a lungo considerato perduto, finché non fu scoperto nel 1860 presso l'Università di Copenaghen. Il manoscritto è attualmente conservato negli Archivi nazionali dell'Islanda.

La fama dei grimori durò fino al XIX secolo, anche se è importante ricordare che molti dei testi prodotti in quel secolo erano in realtà dei falsi o attribuiti ad autori famosi per aumentarne il valore e la credibilità. In questo senso vale la pena ricordare la figura di un uomo davvero speciale: MacGregor Mathers, il cui vero nome era Samuel Liddell Mathers. Era un occultista e studioso britannico del XIX secolo e uno dei membri fondatori dell'Ordine Ermetico della Golden Dawn, un gruppo esoterico dedito allo studio della magia, dell'astrologia e di altre pratiche occulte. Mathers è stato uno dei principali interpreti del simbolismo e delle pratiche della magia cerimoniale, ed è accreditato con la traduzione e l'interpretazione di antichi testi occulti come il "Liber Juratus", la "Chiave di Salomone" e il "Libro di Abramo l'Ebreo". La sua influenza e il suo lavoro hanno reso Mathers una figura importante nel mondo dell'occultismo e della magia.

L'Ordine Ermetico della Golden Dawn era un'organizzazione segreta e misteriosa attiva nella seconda metà del XIX e all'inizio del XX secolo. Fondato nel 1888 in Inghilterra da un gruppo di studiosi e praticanti di discipline occulte, l'Ordine esercitò una notevole influenza sul moderno occultismo occidentale. L'obiettivo principale dell'organizzazione era studiare e praticare le antiche tecniche mistiche dell'occulto, tra cui l'astrologia, la divinazione, la magia, l'alchimia e la teosofia. I membri dell'Ordine cercavano di unire le tradizioni spirituali dell'Oriente e dell'Occidente per raggiungere una profonda comprensione dell'universo e della natura dell'anima umana. L'Ordine era strutturato gerarchicamente, con gradi e rituali di iniziazione. Molti dei suoi membri erano esponenti noti dell'intellighenzia dell'epoca, tra cui scrittori, poeti, esoteristi e occultisti. Tra i suoi membri più noti c'erano il già citato SL MacGregor Mathers, Arthur Edward Waite, William Butler Yeats e Aleister Crowley.

Una delle opere più importanti dell'Ordine Ermetico della Golden Dawn è il "Libro di Abramelin il Mago", spesso noto come "Libro di Abramelin". Questo libro fu tradotto per la prima volta da Mathers, basato sull'originale scritto da Abraham ben Simoe nel XV secolo. La storia raccontata nel libro riguarda l'antico mago Abramelin, che si dice padroneggiasse una potente forma di magia che voleva trasmettere a suo figlio. Il libro contiene istruzioni dettagliate e rituali su come acquisire la conoscenza e il controllo degli spiriti e delle forze magiche. Contiene anche una parte autobiografica in cui l'autore racconta i consigli dati a suo figlio. Il "Libro di Abramelin" è considerato un'opera chiave per molti occultisti e maghi moderni, poiché contiene metodi e pratiche che possono essere utilizzati per sviluppare e migliorare le capacità magiche personali.

Nella società odierna i grimori sono spesso considerati testi letterari o storici, piuttosto che autentici manoscritti didattici della sfera esoterica. Mentre in passato erano spesso associati alla pratica dell'occultismo o della magia, oggi interessano maggiormente i ricercatori e gli appassionati di storia, letteratura e cultura. Questi testi sono considerati una forma di conoscenza antica, offrendo informazioni sulla società e sulle credenze del passato. Molti sono conservati in biblioteche o archivi, dove vengono studiati per comprendere meglio la mentalità delle persone del passato, le loro superstizioni e il loro approccio alla spiritualità.

Tuttavia, i grimori esercitano ancora un certo fascino su alcune persone interessate alla magia e all'occulto; Esistono infatti ancora comunità o gruppi dediti alla pratica della magia o che considerano questi manoscritti autentiche fonti di conoscenza e strumenti di esplorazione spirituale.

È questo interesse che ha dato origine a molti movimenti contemporanei come la Wicca. Ma cos'è la Wicca? È una religione moderna, nata nel XX secolo, basata su pratiche spirituali, rituali e credenze pagane. Incorpora elementi di diverse tradizioni spirituali, in particolare quelle legate alla stregoneria e alla magia, e trae ispirazione da antiche credenze e pratiche precristiane.

La sua fondazione è attribuita a Gerald Gardner, nato il 13 giugno 1884 a Blundellsands (Inghilterra) e morto il 12 febbraio 1964. Gardner partecipò a varie attività esoteriche nel corso della sua vita e fu uno dei primi a pubblicare libri sulla stregoneria moderna. Negli anni '50 affermò di far parte di un gruppo che praticava una forma di religione neopagana, da lui fondata, chiamata Wicca.

Ma perché Gardner ha deciso di creare questo movimento religioso? Credeva che molte antiche pratiche magiche e spirituali fossero andate perdute o dimenticate nel tempo, e desiderava riscoprirle e diffonderle. Lo colpì l'idea che la Wicca potesse essere la continuazione di tradizioni ancestrali nate e diffuse fin dagli albori della civiltà. Gardner sentiva anche il bisogno di riconnettersi con la natura e onorarla come manifestazione divina. Ecco perché la Wicca è fortemente orientata al culto della natura, con celebrazioni dei cicli stagionali e il culto della Dea e del Dio, spesso rappresentati come divinità legate agli elementi naturali.

In un'epoca in cui molte tradizioni pagane erano state soppiantate dal cristianesimo, Gardner voleva creare una forma di spiritualità che riflettesse le credenze e le pratiche pagane precristiane. Il suo obiettivo era offrire alle persone un'alternativa alle religioni dominanti, in particolare al cristianesimo. Infine, Gardner cercò una comunità spirituale alla quale si sentisse intimamente connesso, e la creazione della Wicca gli permise di riunire persone che la pensavano allo stesso modo per formare una comunità di praticanti. Il suo ruolo è stato determinante nello sviluppo delle pratiche e delle credenze fondamentali della Wicca, inclusi i rituali e una reinterpretazione moderna di elementi dell'antica religione pagana. Incorporava anche influenze di altre tradizioni esoteriche come la Massoneria e l'occulto. La storicità delle affermazioni di Gardner sulla Wicca è stata dibattuta e alcuni pensano che abbia esagerato o inventato le cose. Tuttavia, la Wicca si è diffusa e diversificata nel corso degli anni ed è diventata una religione popolare, con molte persone che aderiscono alle sue pratiche e credenze.

Va notato che la Wicca di Gardner è stata sviluppata e adattata da altri leader e praticanti religiosi. Un esempio è la Wicca alessandrina, fondata da Alexander Sanders e sua moglie Maxine negli anni '60 in Inghilterra. Questa tradizione Wiccan è stata una delle prime a diffondersi oltre i confini del Regno Unito. La Wicca Alessandrina è strettamente correlata alla Wicca Gardneriana, poiché Alexander Sanders originariamente apparteneva a una congrega Gardneriana prima di sviluppare la propria tradizione, che condivide molti dei fondamenti della Wicca Gardneriana, inclusa la venerazione della Dea e del Dio, l'uso di cerimonie e rituali Wiccan. , la celebrazione di sabba ed esbat e un sistema di iniziazione e gradi che consente ai membri di progredire all'interno della tradizione. Presenta però anche caratteristiche distintive. Ad esempio, pone maggiore enfasi sul lavoro psichico, sulla divinazione e sulla visualizzazione. Alcuni seguaci della Wicca Alessandrina considerano questi aspetti una parte centrale della loro pratica. Ha anche contribuito in modo significativo alla diffusione della Wicca al di fuori del Regno Unito.

La Wicca ha una componente pubblica (essoterica) ed una componente iniziatica e mistica (esoterica). Sebbene molte informazioni sui rituali Wiccan siano state rese pubbliche, la componente esoterica è preservata attraverso la tradizione orale e l'iniziazione, che è considerata un elemento fondamentale della Wicca. Nelle tradizioni originarie, come quella Gardneriana e quella Alessandrina, l'iniziazione avviene attraverso specifici rituali condotti da un'alta sacerdotessa e da un sommo sacerdote. Questi trasmettono il loro lignaggio iniziatico seguendo la regola dell'interconnessione tra i sessi: la gran sacerdotessa pratica l'iniziazione tra i candidati uomini e il sommo sacerdote le candidate donne. Le tradizioni originali non consentono l'auto-iniziazione o l'auto-dedizione, come spesso descritto nei libri. Le congreghe Wiccan sono gruppi ristretti con accesso strettamente controllato. Prima di essere "iniziati", i candidati devono sottoporsi ad un periodo di studio e di preparazione personale, la cui durata può variare notevolmente.

L'età media di iniziazione è solitamente superiore ai 25 o 30 anni e l'accento è posto sulla maturità e sull'esperienza personale.

I candidati devono completare un periodo di formazione di un anno e un giorno, ma questo periodo può variare a seconda delle circostanze. L'iniziazione al primo e al secondo grado richiede solitamente da uno a tre anni di formazione, mentre il terzo grado è riservato a poche persone molto esperte e richiede un periodo di formazione molto più lungo. Tuttavia, in queste tradizioni l'iniziazione è gratuita.

Negli Stati Uniti, in particolare, l'uso del termine "wiccan" è più flessibile e può riferirsi sia a praticanti iniziati che non iniziati. Il termine "Wicca" è spesso usato in modo più ampio per riferirsi a tutti coloro che praticano la stregoneria, iniziati o meno. I Wiccan che non fanno parte delle tradizioni originali sono spesso chiamati "Wiccan della corte esterna" e rappresentano la maggioranza dei seguaci.

I Wiccan credono in una forza divina che permea l'universo, chiamata "Divinità" o "Doppia Divinità", che può essere rappresentata da una coppia di divinità maschili e femminili, come il Dio e la Dea. Il primo rappresenta il maschile, il sole, la caccia, la fertilità e la forza, mentre il secondo rappresenta il femminile, la luna, la maternità, l'amore e la saggezza.

La Wicca vede la divinità come un'entità duale e interconnessa, in cui il Dio e la Dea sono poli opposti dello stesso potere divino, che si manifesta in molte forme diverse. Ad esempio, il Dio può manifestarsi come Cernunnos, il Dio Cornuto, mentre la Dea può manifestarsi come Diana, la Dea della Caccia.

Oltre a queste divinità principali, nella Wicca vengono venerate anche altre divinità, come la natura, i Celti, i Greci o i Romani. Tuttavia, la scelta specifica dipende dal praticante e dalla tradizione Wiccan seguita.

Le divinità Wiccan vengono onorate e invocate attraverso rituali, preghiere, canti e offerte. I Wiccan credono che interagire con le divinità li aiuti a entrare in contatto con il divino e ottenere saggezza, protezione e aiuto spirituale.

È importante notare che la Wicca è una religione molto individualista e che ogni praticante ha il diritto di trovare la propria connessione con le divinità e di adorarle secondo le proprie preferenze e il proprio percorso spirituale.

I Wiccan celebrano cicli stagionali, come Sabbat ed Esbat, durante i quali eseguono rituali per onorare la natura ed entrare in contatto con gli spiriti della Terra. Più nello specifico, il Sabbat è un termine derivato dalla tradizione popolare europea e si riferisce alle festività che celebrano i cicli annuali della natura, corrispondenti ai solstizi, agli equinozi e ad altri influssi astronomici. L'etimologia del termine risale all'ebraico "Shabbat", che designa il giorno del riposo e dell'osservanza religiosa nell'ebraismo. "Shabbat" deriva a sua volta dal verbo ebraico "shavat", che significa "cessare", "interrompere", "riposare". Sin dalla sua origine ebraica, il termine è stato ripreso e reinterpretato da diverse tradizioni. Durante i Sabbat, i seguaci Wiccan si riuniscono per celebrare la loro connessione con la natura, onorare gli dei e le dee e rinnovare il loro impegno verso la spiritualità. Ci sono otto celebrazioni in totale, vale a dire 4 Sabbat minori (Yule, Mabon, Ostara, Litha) e 4 maggiori (Samhain, Imbolc, Lammas, Beltane). Torneremo più avanti sui dettagli di queste celebrazioni .

Ma vediamo nel dettaglio la storia della celebrazione del Sabbat, che originariamente si riferisce ad una tradizione nell'ambito del satanismo, risalente al XV secolo. L'interesse maggiore per i Sabbat si sviluppò durante il periodo dell'Inquisizione, quando la Chiesa cattolica dichiarò che i Sabbat erano raduni di streghe e stregoni che adoravano il diavolo e praticavano riti osceni. Secondo le credenze sataniche, un Sabbat è un raduno notturno di devoti che si riuniscono per adorare Satana o altre divinità infernali attraverso rituali osceni, sacrifici animali o umani e l'uso di droghe. Tuttavia, è importante sottolineare che l'immaginazione popolare e la rappresentazione dei sabba come raduni satanici provengono principalmente da credenze religiose e superstizioni medievali, e non dalla realtà.

Nel vero satanismo moderno, il concetto di Sabbat ha assunto una forma più simbolica o metaforica. Per i neo-satanisti, il Sabbat è solitamente una celebrazione o un rituale in onore della loro filosofia o credo, ma non implica necessariamente pratiche oscure o illegali. Inoltre, come accennato in precedenza, nel contesto della Wicca, il termine è usato per descrivere i festival annuali che celebrano i cicli stagionali della natura. Questi Sabbat, come Samhain, Yule e Beltane, sono spesso legati alle tradizioni agricole e offrono l'opportunità di onorare gli dei e le dee della natura.

In conclusione, sebbene il termine "Sabbat" possa evocare immagini oscure e spaventose nel contesto del satanismo, è importante capire che la sua rappresentazione moderna tende ad essere più simbolica e metaforica. Le credenze e le pratiche variano notevolmente da gruppo religioso a gruppo religioso e da tradizione a tradizione, quindi è importante considerare il contesto specifico in cui viene utilizzato il termine.

Gli Esbat, invece, sono celebrazioni dei cicli lunari e quindi si svolgono ogni 30 giorni, solitamente nelle notti di luna piena. Consistono in rituali destinati a onorare la dea della luna; Le celebrazioni possono includere meditazione, danza, incantesimi e altre pratiche spirituali progettate per sintonizzarsi e trarre beneficio dall'energia lunare. Gli Esbat sono spesso considerati anche momenti in cui fare richieste personali o lavorare su obiettivi specifici. A differenza del termine "Sabbat", l'etimologia di "Esbat" non è molto chiara. Tuttavia, la parola sembra essere stata introdotta per la prima volta da Gerald Gardner, considerato il fondatore della Wicca moderna, per riferirsi a un raduno generalmente notturno di praticanti. Non esistono prove definitive sull'origine esatta della parola e alcune teorie suggeriscono che potrebbe trattarsi di una parola inventata o derivata da altre parole delle lingue antiche o celtiche. Ad esempio, potrebbe derivare dal gallese "esbaid", che significa "grembo" o "in grembo", e che potrebbe essere stato utilizzato per riferirsi ad un raduno dedicato alla dea madre. Alcuni suggeriscono che potrebbe anche essere correlato al termine stesso "shabbat". Si tratta però solo di ipotesi e non esiste un consenso definitivo sull'etimologia del termine.

La Wicca enfatizza l'etica personale, come il rispetto per tutti gli esseri viventi e l'equilibrio tra libertà e responsabilità individuali. I Wiccan spesso praticano la magia come forma di manifestazione e trasformazione personale, utilizzando incantesimi, pozioni, divinazione e altre pratiche rituali. È importante notare che la Wicca è una religione molto diversificata e che le credenze e le pratiche possono variare da un aderente all'altro. Inoltre, non tutti i Wiccan si considerano streghe o praticano la magia, ma si concentrano invece sull'aspetto spirituale della religione.

Capitolo 2: Wicca, stregoneria e paganesimo

Ma qual è il legame tra Wicca, stregoneria e paganesimo? Cosa hanno in comune, se non altro, e quali sono le differenze? Scopriamolo insieme.

Nel capitolo precedente abbiamo introdotto la Wicca, presentandone le origini relativamente recenti e descrivendone le caratteristiche principali. Passiamo ora alla presentazione della stregoneria e del paganesimo.

Innanzitutto, la stregoneria è un'antica pratica associata a credenze e tradizioni magiche. È generalmente considerato uno stile di vita che prevede la manipolazione delle forze naturali e l'uso di incantesimi e rituali per ottenere risultati specifici, come curare malattie, predire il futuro o influenzare il corso degli eventi. A seconda della cultura e della tradizione, la stregoneria può assumere diversi significati e pratiche. A volte è associato a credenze pagane o spirituali, ma può anche essere percepito come superstizione o magia nera, a seconda dell'interpretazione culturale e individuale.

Tra il XIX e il XX secolo si assiste ad una certa ripresa dell'interesse per la stregoneria, anche se in forme diverse dalla stregoneria superstiziosa del passato. È il caso della Wicca, basata su antiche credenze e pratiche magiche, ma priva di connotazioni negative e legami con il diavolo.

Oggi molte persone considerano la magia e la stregoneria un'arte spirituale e un modo per connettersi con la natura e con se stessi. La stregoneria moderna è generalmente accettata come una scelta individuale e una pratica pacifica, senza alcun collegamento con le energie negative.

Wicca e stregoneria sono due tradizioni spirituali spesso confuse o considerate sinonimi. In realtà ci sono parecchie differenze, così come anche i punti di contatto.

Per cominciare, la Wicca si riferisce alla dottrina moderna fondata da Gardner; La stregoneria, dal canto suo, è un termine più ampio che racchiude una serie di pratiche magiche e spirituali dalle origini molto antiche. La Wicca ha una struttura più rituale e una tradizione specifica, mentre la stregoneria è caratterizzata da un'organizzazione meno formale. Molti Wiccan aderiscono alla regola del tre, secondo la quale ciò che emetti nell'universo ti ritorna tre volte, mentre questo concetto non è necessariamente presente nella stregoneria. Inoltre, la Wicca tende ad avere una visione dualistica del divino, con una Dea e un Dio che rappresentano gli aspetti femminili e maschili, mentre la stregoneria spesso enfatizza la connessione con gli spiriti della natura o gli animali .

Tra i punti di contatto rientra però l'importanza che attribuiscono al legame con la natura e alla sua sacralità. Entrambe le tradizioni considerano la natura come un luogo di saggezza e potere spirituale. Sia la Wicca che la stregoneria celebrano i cicli naturali dell'anno, come i solstizi e gli equinozi, attraverso cerimonie e rituali, e offrono preghiere e incantesimi per onorare gli dei e le dee della natura. Infine, entrambi enfatizzano l'etica nella pratica magica e insegnano che la magia dovrebbe essere usata per il bene, opponendosi al suo uso per danneggiare o interferire con la volontà degli altri.

Tuttavia, è importante sottolineare che Wicca e stregoneria sono tradizioni distinte e possono differire in modo significativo nei dettagli delle loro credenze, pratiche e strutture organizzative. Qualsiasi individuo può anche praticare la stregoneria senza identificarsi come Wiccan e viceversa. È sempre meglio fare riferimento alle pratiche e alle credenze specifiche di un individuo o di un gruppo per comprendere meglio la loro relazione con la Wicca o la stregoneria.

Ma parliamo ora del paganesimo. "Paganesimo" è un termine ampio e complesso che si riferisce a un insieme di tradizioni religiose e spirituali esistenti prima dell'avvento delle grandi religioni monoteiste, come il cristianesimo, l'Islam e l'ebraismo. Queste tradizioni possono variare considerevolmente da cultura a cultura e da un periodo storico all'altro, ma in generale condividono alcune caratteristiche comuni.

Spesso implicano credenze politeistiche, il culto degli elementi naturali, degli spiriti della natura e una profonda connessione con il ciclo delle stagioni, della terra e del cosmo. I pagani possono adorare vari dei e dee, ciascuno associato ad aspetti specifici della natura, dell'umanità o dell'esistenza.

Le religioni pagane più conosciute includono l'antica religione greca e romana, Asatro (la religione tradizionale dei popoli norvegesi), Wicca, Druidismo e molte altre tradizioni meno conosciute. È importante notare che molte di queste tradizioni sono state riscoperte o ricostruite nel mondo moderno e sono spesso basate su fonti storiche limitate. Ad esempio, Asatro è una religione neopagana basata sulle antiche tradizioni religiose dei popoli norreni e germanici, come i Vichinghi, prima dell'arrivo del cristianesimo. Gli asatridi di oggi tentano di adattare queste antiche tradizioni alla vita contemporanea, e esistono organizzazioni e comunità in varie parti del mondo, inclusi gli Stati Uniti e alcuni paesi europei. Questi gruppi si incontrano spesso per celebrare feste, organizzare rituali e promuovere la conoscenza della religione.

Il druidismo, da parte sua, è una religione moderna o una pratica spirituale basata sulle antiche tradizioni dei druidi, sacerdoti e custodi della conoscenza dei popoli celtici precristiani, in particolare quelli della Gran Bretagna, Irlanda e Gallia. Tuttavia, è importante notare che il druidismo moderno è una ricostruzione e reinterpretazione di pratiche antiche, poiché gran parte della conoscenza e delle pratiche originali dei druidi sono andate perse nel corso dei secoli. In generale celebra il legame con la natura e il ciclo delle stagioni, e promuove valori come la giustizia e il rispetto per tutti gli esseri viventi.

Per quanto riguarda la Wicca, non è più necessario spiegare di cosa si tratta. Ma qual è il suo rapporto con il paganesimo? La Wicca può essere definita come una delle tante tradizioni del movimento neopagano, nel senso che è un tipo specifico di paganesimo. In altre parole, è una religione o una pratica spirituale all'interno dello spettro più ampio del paganesimo.

Tuttavia presenta alcune caratteristiche che lo differenziano dalle altre tradizioni pagane. Ad esempio, molte forme di Wicca si concentrano sul culto di dee e dei, mentre altre religioni venerano un pantheon. Ad esempio, gli Asatruiti adorano un pantheon di dei e dee norreni, come Odino, Thor, Freyja e Loki.

In sintesi :

- La stregoneria comprende pratiche e rituali magici, anche di carattere simbolico, che non sono legati a regole specifiche, se non al buon senso delle persone. D'altra parte, alcuni culti come la Wicca seguono "regole" molto dettagliate. La pratica della stregoneria non è necessariamente legata al Wiccanesimo o al paganesimo. Sebbene molte persone coinvolte nella stregoneria si identifichino come Wiccan o Pagane, ci sono anche praticanti di stregoneria che provengono da tradizioni spirituali diverse o che non seguono alcuna religione specifica.
- Il paganesimo è l'insieme dei culti religiosi che esistevano prima dell'arrivo del cristianesimo. Oggi il paganesimo moderno è conosciuto come paganesimo contemporaneo o neopaganesimo. In questo contesto, la Wicca è una delle religioni più conosciute. Il paganesimo è quindi una categoria ampia che comprende molte altre tradizioni e religioni, ciascuna con le proprie pratiche, credenze e rituali. In sostanza, i Wiccan sono pagani, ma non tutti i pagani sono Wiccan.

Capitolo 3: Pratiche, credenze e potere Wiccan

Passiamo ad illustrare le pratiche e le credenze fondamentali su cui si fonda la Wicca.

I Wiccan celebrano otto sabbat durante l'anno, divisi in due categorie: sabbat maggiori e sabbat minori. I sabbat maggiori sono le feste più importanti, celebrate nei solstizi, negli equinozi e nelle tradizionali feste agricole. Questi includono Samhain (31 ottobre/1 novembre), Yule (21 dicembre), Imbolc (1 febbraio), Ostara (21 marzo), Beltane (30 aprile/1 maggio), Litha (21 maggio), giugno), Lammas (agosto 1) e Mabon (21 settembre). I Sabbat minori, invece, sono considerati eventi di minore importanza, ma vengono celebrati attraverso rituali volti a stabilire un legame con la natura e le divinità in un determinato periodo dell'anno. Vediamo di più dettaglio ogni uno di questi celebrazioni .

3.1   Sabbat

I 4 sabbat principali:

1. **Samhain :** sì festeggia il 31 ottobre e segna la fine dell'anno celtico e il passaggio dall'autunno all'inverno. Insieme a Beltane, è una delle due festività Wiccan "di soglia (di limite)" e rappresenta un periodo in cui il velo tra il mondo fisico e quello spirituale è considerato particolarmente sottile. Samhain è una festa che onora soprattutto i morti e il passaggio dalla luce alle tenebre, ma non è solo questo.

   Innanzitutto, come abbiamo già accennato, Samhain è considerata una festa durante la quale i Wiccan onorano i loro antenati e ricordano coloro che non sono più con noi. È un'opportunità per comunicare con gli spiriti dei morti e celebrare la loro memoria. Ma Samhain rappresenta anche il momento in cui le ore di luce del giorno iniziano a diminuire notevolmente e l'oscurità prende il sopravvento: un richiamo alla dualità e all'equilibrio tra luce e oscurità, che è un tema ricorrente nella Wicca.

   La festa è anche un momento di divinazione e di riflessione sul futuro. Le pratiche divinatorie possono includere la lettura dei tarocchi, l'uso delle pietre runiche o anche altri metodi, come la cristallomanzia, in cui si tenta di ottenere visioni divinatorie osservando oggetti o superfici riflettenti come uno specchio o una sfera di cristallo ; Oppure ci sono praticanti che ricorrono alla lettura delle foglie di tè o all'osservazione della posizione delle stelle e dei pianeti per ottenere indizi sul loro destino.

   Molte tradizioni Wiccan includono anche il consumo di cibi tradizionali durante questa festa, come il pane Samhain o le "torte dell'anima", biscotti originariamente cotti come doni per gli spiriti dei morti.

   Inoltre, le celebrazioni di Samhain di solito si svolgono all'aperto, preferibilmente nelle foreste o nelle radure, poiché si ritiene che gli spazi esterni siano ricchi di energia naturale. Questo permette di entrare in contatto con la natura e vivere in prima persona il cambio delle stagioni, oltre a facilitare la visualizzazione degli spiriti. L'ambiente naturale, infatti, contribuisce a creare un'atmosfera suggestiva che facilita la connessione con gli spiriti ultraterreni. E per meglio orientare gli animi, spesso vengono accese delle candele poste sugli altari o all'interno di lanterne.

Infine, Samhain è anche l'occasione per celebrare riti di passaggio. Questi possono segnare l'ingresso di nuovi praticanti nella Wicca e la loro iniziazione, o coloro che vedono Samhain come un'opportunità per purificare o consacrare oggetti sacri da utilizzare nell'anno successivo. Queste cerimonie possono anche segnare la transizione da uno stato di vita a un altro, come il matrimonio, la maternità o l'accettazione in una nuova comunità Wiccan. Ma questa festa è anche l'occasione per eseguire rituali di guarigione per ripristinare l'equilibrio emotivo e fisico. E poiché Samhain rappresenta il confine tra il vecchio e il nuovo anno, è considerato un momento propizio per queste transizioni.

2. **Imbolc:** Celebrata in onore del passaggio dal profondo inverno all'inizio della primavera, questa festa è spesso associata al risveglio della natura e alla rinascita, e ha radici antiche nelle tradizioni celtiche. Cade l'1 o il 2 febbraio, a metà strada tra il solstizio d'inverno e l'equinozio di primavera, e corrisponde a un momento chiave del ciclo della natura, quando nel mondo naturale iniziano ad apparire i primi segni di rinascita.

A Imbolc sono associati diversi simboli e temi, primo fra tutti la luce crescente; spesso, infatti, viene associato all'aumento della luce del sole, all'allungamento delle giornate, simbolo della rinascita della luce e della vita. Ma le candele sono anche uno dei simboli più importanti di questa festa, poiché molti le accendono per rappresentare la luce e onorare la dea Brigantia (o Brigid), divinità associata alla primavera e alla fertilità, nonché ispiratrice dei poeti, guaritrice e protettore della donna durante il parto.

Imbolc segna l'inizio dell'attività agricola, con i bovini che iniziano a dare alla luce i loro piccoli, rendendolo un periodo pieno di speranza e abbondanza per un buon anno agricolo.

Per quanto riguarda le celebrazioni, Imbolc è il momento ideale per purificare case e vite, sia materialmente che spiritualmente, eliminando tutte le energie negative per prepararsi all'inizio di un nuovo ciclo. Ciò include liberare gli spazi, buttare via tutti gli oggetti indesiderati e liberarsi di vecchie abitudini e comportamenti. Come abbiamo già accennato, una parte essenziale delle celebrazioni di Imbolc è l'accensione delle candele all'interno, per scacciare l'oscurità dell'inverno, e all'aperto, per onorare la luce che inizia a prendere il sopravvento.

Imbolc è anche tradizionalmente associato alla divinazione del tempo; Infatti le persone si recano in osservazione alla ricerca di segnali che annuncino la primavera, come l'avvistamento di uccelli migratori o il comportamento degli animali. Per esempio, secondo un mito popolare, se i serpenti o i ricci escono dal letargo a Imbolc e non vedono la propria ombra a causa del sole, la primavera non tarderà ad arrivare. Se invece vedono la propria ombra, l'inverno rimarrà freddo. In alcuni casi, ci sono anche persone che osservano la formazione della nebbia mattutina o la direzione del vento per cercare di ottenere informazioni sulla stagione in arrivo.

Proprio come Samhain, anche la cucina gioca un ruolo importante a Imbolc. Ecco perché cibi tradizionali come pane, torte e dolci vengono preparati come offerta per celebrare con gratitudine il ciclo della vita e il ritorno della primavera. Molte persone si dedicano anche all'arte, alla scrittura e alla poesia, invocando l'ispirazione della dea Brigantia.

3. **Beltane:** questa festa ha radici antiche nelle tradizioni celtiche ed è spesso considerata una celebrazione dell'amore e della passione. Si celebra in onore dell'inizio dell'estate e della fertilità della terra. Si celebra in onore dell'inizio dell'estate e della fertilità della terra. Cade generalmente il 1 maggio e segna il punto dell'anno tra l'equinozio di primavera e il solstizio d'estate.

Tra i suoi vari simboli ci sono fiori e corone, che vengono utilizzati per decorare gli altari e adornare i partecipanti alle celebrazioni. Le ghirlande simboleggiano la bellezza della natura e la vitalità. Altro simbolo è la mayo, un palo decorato con fiori e nastri, attorno al quale si celebrano le danze tradizionali e che rappresenta l'unione della dea e del dio. Il fuoco sacro, un importante elemento elevato, simboleggia la passione, la trasformazione e la purificazione, quindi durante la festa vengono spesso accesi dei falò.

Beltane, infine, è considerato il momento dell'unione sacra tra la dea e il dio, simbolo di fertilità e di rinnovamento della vita sulla terra.

Per quanto riguarda le cerimonie celebrative, queste consistono principalmente nel ballare attorno al mayo. Questa è una pratica tradizionale in cui i partecipanti tengono nastri colorati e danzano attorno all'albero, attorcigliando i nastri per rappresentare l'unione dei principi maschili e femminili. Di norma, uomini e donne sono divisi in due gruppi: le donne si muovono in senso antiorario e gli uomini si muovono in senso orario. Quando uomini e donne si incontrano durante il ballo, si scambiano i ruoli, con la donna all'esterno e l'uomo all'interno. Questo scambio di ruoli simula il corteggiamento tra i ballerini.

Ma esistono anche rituali di purificazione mediante l'uso del fuoco sacro, che simboleggiano l'eliminazione dei peccati e l'accesso a nuove pure energie. Vengono celebrati anche riti d'amore e di fertilità, dedicati alla celebrazione dell'amore e della passione, spesso attraverso la distribuzione di cibi afrodisiaci o lo svolgimento di riti simbolici di unione e rispetto reciproco. Vengono organizzate anche pratiche divinatorie sulle relazioni amorose, spesso utilizzando i tarocchi o le rune. Infine, molte persone cercano di connettersi con la natura attraverso la meditazione o la visualizzazione, per sperimentare il rinnovamento della vita e dell'energia della stagione estiva.

4. **Lammas:** questa festa segna il raccolto estivo e simboleggia l'abbondanza dei frutti della terra. La parola "Lammas" deriva dall'inglese antico "hlāfmæsse", che significa "festa del pane", a sottolineare l'importanza del raccolto del grano. La festa si celebra il 1 agosto, che corrisponde all'inizio del raccolto estivo e al periodo in cui i campi sono ricchi di prodotti.

Il grano è il simbolo centrale di Lammas e, infatti, durante la festa è consuetudine benedire il pane o il grano raccolto durante il rito. Questo attrae l'abbondanza ed esprime gratitudine per i doni della terra. Naturalmente, questa festività è spesso associata a divinità solari e agricole, e nella Wicca Lugh è una figura chiave, al punto che la festività prende spesso il suo nome: Lughnasadh (anche se questo è un termine meno usato). Lugh è il dio protettore del talento artistico e degli artigiani, nonché il dio del raccolto e dei temporali estivi. Di conseguenza, Lammas è anche una festa legata alla creazione e alla lavorazione degli strumenti necessari per il raccolto.

Per quanto riguarda la sua celebrazione, durante il Lammas le persone sono solite raccogliere i frutti della terra e preparare con essi un pane speciale (pane di Lammas) o altro cibo da condividere con la comunità. Prima di consumarlo, il pane viene benedetto e poi distribuito tra i partecipanti. Questa è un'opportunità per esprimere gratitudine per l'abbondanza della terra offrendo cibo, fiori o altri doni alle divinità o agli spiriti della natura.

Come Imbolc, le celebrazioni di Lammas includono balli, giochi e attività all'aperto che incarnano la natura festosa e comunitaria del festival. Le persone spesso creano decorazioni fatte di grano o nastri intrecciati, che poi appendono nelle loro case o usano come decorazioni rituali. Inoltre, alcuni seguaci della stregoneria si dedicano a pratiche di divinazione per ottenere visioni del raccolto futuro o fare previsioni per il prossimo anno.

I 4 sabbat minori

1. **Yule** : è un momento di speranza e fiducia nel futuro, rappresentato dalla lenta rinascita del sole e dalla fioritura della natura. È la celebrazione del solstizio d'inverno, che avviene il 21 dicembre. È anche un'occasione per celebrare il ciclo eterno della vita, la vittoria della luce sulle tenebre e la promessa di un nuovo inizio. Molti Wiccan continuano a celebrare Yule oggi, usando simboli come falò, candele e decorazioni come segno di rinnovata speranza e gioia dopo i giorni più bui dell'anno. Uno dei simboli di Yule, inoltre, è l'abete, considerato portatore dell'energia della gioia: ecco perché è usanza recarsi nella foresta poco prima del solstizio per abbattere un abete e decorarlo con ghirlande e dolciumi. come atto propiziatorio.

    Durante i rituali, i praticanti si riuniscono attorno ai falò e partecipano a danze, canti e preghiere per onorare il sole e chiedergli di ritornare (risorgere). Simbolicamente questi riti respingono e sconfiggono l'oscurità, lasciando il posto alla luce e alla rinascita. In particolare, è consuetudine bruciare pupazzi o bambole che rappresentano il vecchio sole, per simboleggiare la sua morte e la nascita del nuovo sole bambino. Infatti, nella Wicca, quest'ultimo si riferisce alla rappresentazione del Sole come una giovane divinità o, addirittura, un dio-bambino che rappresenta l'eterno ciclo di crescita e rigenerazione .

2. **Ostara:** è la celebrazione dell'equinozio di primavera, che cade tra il 20 e il 21 marzo. Questa festa segna il momento in cui il giorno e la notte sono in perfetto equilibrio, prima che le giornate si allunghino in primavera. Ostara simboleggia quindi l'armonia e l'equilibrio tra le forze opposte. Poiché la primavera è sinonimo di fertilità e abbondanza, uno dei simboli di questa festa è il coniglio (o lepre), animale particolarmente prolifico.

    Durante le celebrazioni, le uova vengono tradizionalmente decorate, e possono essere dipinte o adornate con simboli o motivi che rappresentano la rinascita e la nuova vita. Inoltre, l'uovo stesso è considerato l'incarnazione del ciclo perpetuo della creazione che è la vita. Ostara è anche il momento ideale per benedire la terra, preparandola al raccolto primaverile, attraverso offerte e preghiere. Altri praticanti creano piccoli altari o decorazioni rituali con i simboli di Ostara, come uova, fiori e animali simbolici (coniglio o lepre). I festeggiamenti, infine, si svolgono prevalentemente all'aperto, per creare un forte legame con la natura. Durante queste celebrazioni è anche consuetudine preparare piatti a base di erbe e verdure fresche, che vengono condivisi con la comunità.

3. **Litha:** è la celebrazione del solstizio d'estate, che segna il periodo dell'anno in cui il giorno è più lungo e la notte è la più breve. Si celebra tra il 20 e il 21 giugno. Litha è la festa della luce e del potere del sole. Simboleggia la massima espressione dell'energia e della vitalità del sole durante tutto l'anno.

Molte piante, erbe e fiori sono associati a questa festa, simbolo di purezza e abbondanza. Lavanda, menta e incenso sono tradizionalmente utilizzati durante le celebrazioni. Per quanto riguarda i fiori, è consuetudine creare delle corone floreali, che vengono indossate o poste sugli altari.

Al centro delle celebrazioni di Litha ci sono due divinità sovrane: Madre Natura, incarnata dalla dea Litha, figura celtica vicina a Diana e Cerere, e Cernunnos, il dio cornuto della fertilità. Nel rito di Beltane, all'inizio dell'estate, questi due dei celebrano un matrimonio sacro che raggiunge il suo culmine a Litha, il momento in cui la natura diventa "gravida" del nuovo raccolto che presto partorirà. Nella mitologia celtica Cernunnos è la figura predominante in queste celebrazioni. È un dio molto antico, le cui radici risalgono al Paleolitico. È rappresentato come un bell'uomo, seduto in posizione meditativa, con un maestoso corno di cervo che adorna la testa e indossa una torque , una collana ornamentale che i Celti usavano come simbolo di nobiltà. A volte tiene in mano un serpente con corna di ariete, animale sacro che simboleggia la saggezza. Cernunnos è l'incarnazione divina di tutti gli animali maschi con le corna, compresi cervi e arieti, e regna supremo non solo sulla caccia, sulla natura selvaggia e sulla fertilità, ma anche sulla morte e sul regno dell'aldilà. La sua figura evoca una profonda connessione con la natura mistica e spirituale della Terra. La dea Litha, dal canto suo, è solitamente rappresentata come la personificazione di Madre Natura, portatrice di fertilità e luce solare.

Durante le cerimonie all'aperto vengono organizzati numerosi balli e canti per celebrare la natura e la luce del sole. Inoltre, alcuni Wiccan praticano la divinazione per fare previsioni sulla stagione estiva. In particolare, si ritiene che le piante raccolte durante Litha abbiano poteri magici, inclusa la guarigione. Pertanto devono essere raccolti in abbondanza per garantirne l'approvvigionamento durante tutto l'anno, con i quali si realizzano amuleti protettivi, portafortuna e unguenti. Inoltre, addormentarsi con un mazzetto di erbe sotto il cuscino induce sogni divinatori.

4. **Mabon:** è la celebrazione dell'equinozio d'autunno, che segna il periodo dell'anno in cui giorno e notte sono in perfetto equilibrio, prima che le notti si allunghino. Mabon è un momento di gratitudine per il raccolto e di riflessione sulla natura ciclica della vita. Si celebra tra il 20 e 21 settembre .

Questa festa rappresenta il raccolto autunnale e la gratitudine per i doni della terra e dei cibi che ci sostengono durante l'inverno. Ecco perché gli vengono associati alberi come il melo, con i suoi frutti maturi. Oltre alle mele, anche le zucche e le noci sono considerate simboli di abbondanza e vengono spesso utilizzate nelle decorazioni e nelle offerte per questa festività.

Durante i festeggiamenti, oltre a riflettere sulla ciclicità della vita con la promessa della rinascita nella primavera successiva, molte persone condividono pasti preparati con ingredienti come frutta, verdura e noci che hanno raccolto con le proprie mani. Questi piatti vengono solitamente offerti in segno di gratitudine alla terra. Vengono organizzati anche rituali di benedizione del raccolto, in cui si chiede prosperità per l'anno successivo.

Ma per concludere, qual è la differenza tra i sabba maggiori e quelli minori? Sostanzialmente, i sabba maggiori sono legati ai momenti chiave dell'attività contadina, mentre i sabba minori si riferiscono ai due equinozi e ai due solstizi.

Infine, il potere Wiccan durante i Sabbat è considerato un'energia spirituale che permea la terra e il cosmo, e i praticanti cercano di sintonizzarsi con questa energia per ottenere i risultati desiderati nelle loro celebrazioni e pratiche spirituali. Ogni Sabbat ha il suo scopo e il suo simbolismo, e i praticanti Wiccan usano il suo potere in modi diversi per onorare la stagione e la spiritualità.

Ma in generale, i Wiccan concentrano il loro potere sulla celebrazione della bellezza della natura e della propria connessione con le divinità, attraverso canti, danze e cerimonie. Spesso si concentrano su rituali di benedizione e purificazione, utilizzando oggetti e luoghi sacri. Queste cerimonie possono servire ad eliminare le energie negative o a prepararsi spiritualmente per la prossima stagione. Come abbiamo già visto, praticano la divinazione utilizzando i tarocchi, le rune, i pendoli e altri strumenti divinatori.

Ma non è tutto, perché i Sabbat sono sia un'occasione di meditazione e contemplazione, per esplorare il sé interiore, sia un'occasione favorevole per rituali di protezione, guarigione o manifestazione.

Capitolo 4. Altari e strumenti Wiccan

Nei capitoli precedenti, in particolare nella descrizione delle varie festività Wiccan, abbiamo parlato in termini molto generali di "altari" e "strumenti". Dedicheremo quindi questa sezione ad approfondire gli oggetti fondamentali che ogni Wiccan deve assolutamente conoscere, poiché ognuno di essi porta con sé un significato ancestrale che gli permette di operare in armonia con la sua volontà personale.

Innanzitutto, nella pratica spirituale quotidiana di una strega, l'altare pagano o altare Wiccan gioca un ruolo estremamente importante. Può essere considerata la base su cui costruisci giorno dopo giorno la tua magia. Oltre agli oggetti magici utilizzati negli incantesimi e nei rituali, l'altare è considerato sacro e deve essere purificato e consacrato. L'atto di purificare un altare è un momento intimo, poiché è il momento in cui si imprime la propria energia e quella delle divinità a cui è dedicato.

L'altare ha diverse funzioni: onorare la dea e il dio, celebrare i sabbat, eseguire riti magici, fare offerte, meditare ed eseguire divinazioni. In breve, funge da punto d'incontro tra il mondo fisico e quello spirituale, facilitando la connessione tra entrambe le sfere. Può essere posizionato all'interno o all'esterno, a seconda delle preferenze del praticante, e l'orientamento dell'altare può variare, ma spesso è posizionato per rappresentare i punti cardinali, con simbolismi specifici per ciascuno (est - aria, sud - fuoco, ovest - acqua, nord - terra). L'Oriente è associato soprattutto all'aspetto mentale, alla comunicazione e all'intelletto, ma può anche simboleggiare l'inizio di un nuovo ciclo. Il Sud rappresenta passione, vitalità ed energia, ma anche la fine di un ciclo. Al contrario, l'Occidente si identifica con la sfera delle emozioni, dell'intuizione e del subconscio, e rappresenta anche il declino di un ciclo. Il Nord, infine, è associato alla stabilità, alla fertilità e alla prosperità e può anche rappresentare il completamento di un ciclo.

Tuttavia, questo dipende molto dalle diverse tradizioni Wiccan; alcuni seguono un orientamento fisso, ad esempio, sempre rivolti a nord. Altre tradizioni possono adottare orientamenti variabili a seconda delle festività o dello scopo dei rituali. Tra le diverse tradizioni:

- **Wicca Gardneriana** – è la tradizione fondata da Gerald Gardner, in cui tradizionalmente l'altare è rivolto a nord. Questa posizione riflette la corrispondenza elementale con la terra e rappresenta l'inizio di un nuovo ciclo.
- Wicca **Alessandrina** : La La Wicca Alessandrina, fondata da Alex Sanders, è una tradizione strettamente legata alla Gardneriana, ma più aperta all'innovazione. L'orientamento dell'altare può variare tra nord e sud, a seconda delle preferenze del gruppo o del praticante.
- **Wicca Dianica:** Il Dianic Wicca, fondata da Zsuzsanna Budapest, si concentra sulla Dea Madre come principio centrale. In questa tradizione l'orientamento dell'altare può variare, ma spesso viene scelto in base alle corrispondenze personali e all'energia femminile. Ad esempio, alcune persone orientano l'altare in modo che sia rivolto verso un importante punto di riferimento naturale, come un albero o un fiume.

D'altra parte, in termini di esecuzione dei rituali, se desideri concentrarti, ad esempio, sull'elemento del fuoco e della passione, puoi orientare l'altare verso sud. Se invece desideri lavorare con energie legate all'elemento aria e intelletto, sarebbe più appropriato un orientamento verso est. In genere sull'altare vengono posti diversi strumenti e oggetti rituali: candele, calici, bacchette, athame (coltello rituale), pentacoli, statue o effigi di divinità, incensi, cristalli, erbe e oggetti personali significativi. Torneremo tra poco su questi oggetti.

Passiamo ora alla pratica della purificazione e della consacrazione. L'atto di purificazione inizia con la pulizia fisica dell'altare, rimuovendo polvere, sporco ed eventuali oggetti indesiderati: preparare il luogo sacro è il primo passo essenziale. Basta accendere l'incenso o il mazzetto di erbe sacre, passare il fumo sopra e intorno all'altare e visualizzare che il fumo assorbe e dissolve le energie negative, concentrando tutta l'energia in questo atto. Un altro metodo è quello di utilizzare acqua salata, spargendola delicatamente sull'altare oppure asciugandola con un panno imbevuto nella soluzione: questo processo simboleggia la purificazione attraverso l'unione degli elementi acqua e terra. Puoi anche usare campane o carillon che suonano attorno all'altare per allontanare le energie negative. Si ritiene che le vibrazioni sonore disturbino e disperdano queste energie, rendendo l'ambiente più puro ed equilibrato.

Inoltre, nelle pratiche Wiccan e Pagane, si ritiene che le campane possano essere suonate per attirare l'attenzione di spiriti, divinità o esseri elementali, poiché il suono segnala che un rituale sta per iniziare e invita le presenze spirituali a partecipare. Il suo suono può essere utilizzato anche per definire i confini di un cerchio magico o di uno spazio sacro, un confine che protegge i partecipanti e il luogo del rituale da influenze esterne indesiderate. Ma non è tutto: si ritiene che le vibrazioni sonore aiutino anche a ripristinare l'armonia tra le forze spirituali e quelle materiali. Infine, le campane vengono utilizzate per indicare i passaggi durante un rito o una celebrazione, come l'inizio o la fine di una fase specifica.

Passiamo alla consacrazione. Prima di procedere all'atto vero e proprio, crea un cerchio magico attorno all'altare. Vediamo il procedimento nel dettaglio. Per prima cosa trova un posto tranquillo dove poter lavorare senza distrazioni e, se lo desideri, indossa un abbigliamento adeguato al rituale. In questo momento rilassati, chiudi gli occhi e concentrati, respira profondamente e ritrova l'equilibrio: è il momento di raccogliere la tua energia personale. Quando senti di aver raggiunto un buon livello di energia e serenità, mettiti davanti al tuo altare Wiccan e prendi la tua bacchetta o athame (il coltello rituale, di cui parleremo più avanti). Con il braccio teso, inizia a disegnare un cerchio attorno all'altare, in senso orario (a destra) o antiorario (a sinistra), a seconda delle tue preferenze o tradizione. Visualizza una barriera di luce o energia mentre disegna il cerchio e immagina che separi il mondo materiale dal mondo spirituale. Passate la ciotola d'acqua e sale sopra il cerchio per purificarlo e proteggerlo. Se lo desideri, mentre disegni il cerchio, puoi invocare i punti cardinali o gli elementi (Terra, Aria, Fuoco, Acqua) per benedire e proteggere il cerchio. Ad esempio, puoi girare a est per l'elemento Aria, a sud per l'elemento Fuoco, a ovest per l'elemento Acqua e a nord per l'elemento Terra. Dopo aver disegnato e benedetto il cerchio, immagina un sigillo o una barriera che chiude il cerchio magico e trattiene l'energia.

Ora che hai creato il cerchio, puoi continuare con il tuo rituale o con qualsiasi altra pratica che hai pianificato. Quando hai finito, ringrazia i punti cardinali, le divinità o gli spiriti che hai invocato e, per finire, agita la bacchetta o l'athame mentre visualizzi il cerchio che si dissolve. Ricorda di lavorare con profonda consapevolezza e concentrazione quando crei il cerchio magico, poiché questo processo è essenziale per mantenere uno spazio sacro e sicuro per le tue pratiche Wiccan.

Concentriamoci ora sugli strumenti rituali più importanti. Gli oggetti rituali Wiccan, come puoi immaginare, sono strumenti sacri utilizzati nei rituali e nelle celebrazioni della religione Wiccan. Hanno un significato simbolico e vengono utilizzati per scopi specifici durante le cerimonie.

1. **Bacchetta:** La bacchetta rappresenta l'elemento Aria e viene spesso utilizzata per dirigere l'energia, disegnare cerchi e simboli magici nell'aria e durante i rituali di invocazione. Ogni Wiccan può avere la propria bacchetta. Questi strumenti possono essere realizzati in vari materiali, come legno, metallo, vetro e cristallo. Ciò che molti Wiccan hanno in comune è la tendenza a usare bacchette fatte a mano, poiché credono che usare la propria energia nel processo creativo crei un legame speciale. Molti infatti decorano i propri strumenti con incisioni, pietre incastonate, simboli o motivi dal significato personale. Anche le dimensioni possono variare notevolmente: alcuni sono lunghi e magri, mentre altri sono più corti e tozzi. La scelta della dimensione dipende dalle preferenze personali e dal tipo di lavoro magico da eseguire. Inoltre, il materiale utilizzato per creare una bacchetta può avere specifiche corrispondenze magiche. Ad esempio, una bacchetta di quercia può essere associata alla forza e alla protezione, mentre una bacchetta di ametista può essere utilizzata per la purificazione e l'intuizione.

   Come gli altari, le bacchette vengono spesso purificate e consacrate prima dell'uso con acqua, sale o incenso. Questo processo è importante perché è fondamentale mantenere la bacchetta pulita e carica di energia positiva. In conclusione, è chiaro che i Wiccan sviluppano un forte legame personale con le loro bacchette, che considerano un'estensione di loro stessi.

   Ma la bacchetta non è solo uno strumento utilizzato dai Wiccan; L'uso di bacchette o bastoni come strumenti magici ha radici profonde nella storia umana. In molte culture antiche, come quella egiziana, greca, romana e celtica, le bacchette erano associate a figure divine, come il dio Dioniso o il dio Cernunnos. Queste divinità erano spesso considerate protettrici della fertilità, della natura e della magia, e i loro simboli, comprese le bacchette, venivano usati nei rituali religiosi in loro onore. Anche nel Rinascimento e in epoche successive, la magia cerimoniale occidentale prevedeva l'uso di bacchette, e i seguaci di queste tradizioni spesso usavano bastoni o bacchette per dirigere l'energia e creare cerchi magici durante i loro rituali.

2. **Athame:** Athame è un coltello rituale a doppio taglio con manico nero. Rappresenta l'elemento Fuoco e, come le bacchette, viene utilizzato per dirigere l'energia, disegnare cerchi magici e in alcuni casi per rappresentare l'energia maschile. Molti Wiccan lo usano per disegnare il cerchio magico durante i rituali e anche alla fine per dissolverlo, permettendo all'energia di liberarsi. L'Athame è considerato uno strumento potente, quindi va utilizzato con grande concentrazione e consapevolezza. È anche importante trattarlo con rispetto e cura, poiché si ritiene che l'energia personale del Wiccan sia legata a questo strumento.

   È importante notare che l'Athame non deve essere utilizzato per scopi fisici o per infliggere danni. La sua lama a doppio taglio non va mai utilizzata per ferire o tagliare oggetti materiali: il suo scopo principale è puramente magico e simbolico.

L'athame tradizionale ha il manico nero, simbolo dell'elemento fuoco e della polarità maschile. Il nero evoca la trasformazione e l'occulto e il manico è spesso decorato con simboli o incisioni. L'athame può essere realizzato anche con vari materiali, come metallo, legno, pietra o vetro, ognuno con un significato particolare. Il metallo è un materiale molto comune per la lama dell'athame, i più comunemente usati sono l'acciaio inossidabile, il bronzo e il ferro. In generale il metallo è associato al potere, alla forza e alla durevolezza, ma rappresenta anche l'elemento Aria, che simboleggia la forza di volontà e la sfera mentale. I manici dell'Athame possono anche essere fatti di legno, e rappresentano la natura e l'elemento Terra, ma sono spesso associati alla forza, alla crescita e alla connessione con la natura. La scelta del legno può avere significati specifici: ad esempio, il sambuco è tradizionalmente considerato un legno sacro nella tradizione Wiccan. Alcuni praticanti preferiscono realizzare l'athame con una foglia di cristallo o pietra, che simboleggia chiarezza, purificazione ed energia. Questi materiali vengono spesso utilizzati per incanalare l'energia in una forma più pura. Ad esempio, un athame con una foglia di ametista può essere utilizzato per purificare e proteggere. Altri Wiccan optano per athames con manici in corno o in osso, materiali associati all'elemento acqua e che simboleggiano l'intuizione e la connessione con energie più profonde. L'osso è spesso associato anche alla spiritualità e all'aldilà. Infine, per le foglie dell'Athames viene spesso utilizzato il vetro, materiale trasparente e limpido. Rappresenta la chiarezza mentale, la visione interiore e la trasparenza. Il cristallo può essere utilizzato per lavori che richiedono una percezione chiara e una comunicazione aperta con il mondo degli spiriti.

L'origine di questo strumento è oggetto di numerosi dibattiti. Ci sono diverse scuole di pensiero su questo argomento. Alcuni sostengono che l'athame sia stato influenzato dalle misteriose tradizioni magiche e dai rituali dell'antichità, come quelli praticati dagli egizi e dai greci, che spesso includevano coltelli cerimoniali usati per scopi rituali e sacri. Altri credono che l'athame possa essere stato ispirato dalla magia cerimoniale occidentale e dalla tradizione delle Chiavi di Salomone. Infatti questi testi antichi descrivono l'uso di coltelli e simboli cerimoniali per evocare spiriti ed entità. C'è invece chi sostiene che si tratti di uno strumento dalla storia abbastanza recente, introdotto solo negli anni '50 su idea del fondatore Gardne.

3. **Calice:** Il calice rappresenta l'elemento acqua ed è un simbolo del femminile e della dea come fonte di vita e di cibo. Viene utilizzato per contenere bevande rituali come vino o acqua santa, che possono essere consumate durante il rituale per simboleggiare l'assorbimento dell'energia divina. In alcuni rituali che coinvolgono più partecipanti, queste bevande vengono condivise, quindi il calice è anche simbolo di unità e partecipazione. Ad esempio, nella Cerimonia del Calice (un tipo di rituale Wiccan), il calice viene alzato in onore della Dea e del Dio, e poi il suo contenuto viene distribuito tra i partecipanti. Il calice può essere utilizzato anche per rituali di purificazione personale, come lavarsi le mani prima di un rituale .

I calici possono essere realizzati in vari materiali, come metallo (argento o rame), vetro, ceramica o legno. La scelta del materiale di solito riflette le preferenze personali del praticante o le corrispondenze magiche. Come altri simboli, sono spesso decorati con simboli Wiccan, come la Triplice Luna, il pentacolo o altri simboli importanti. La Tripla Luna merita uno sguardo più attento, poiché è un simbolo importante nella Wicca e in altre tradizioni pagane, ed è spesso associata alla dea o divinità femminile. Il simbolo rappresenta le diverse fasi lunari e le fasi della vita di una donna. La Tripla Luna è composta da tre fasi:

- *Luna crescente*: la prima fase rappresenta la giovinezza, la crescita e l'energia. È associata all'innocenza, alla curiosità e all'inizio di un nuovo ciclo. Questa fase può anche essere collegata alla Vergine o alla Giovane Dea.
- *Luna Piena*: La seconda fase è piena maturità e pienezza. Rappresenta pienezza, fertilità e abbondanza. È associata alla madre matura o alla dea che porta la vita e la nutre. È un periodo di abbondanza e pienezza.
- *Luna calante*: la terza fase rappresenta l'invecchiamento, la saggezza e la diminuzione dell'energia. È associata alla strega o alla dea anziana. Questa fase rappresenta la saggezza che deriva dall'esperienza e dalla preparazione per il ciclo successivo.

In termini semplici, questo simbolo riflette il ciclo naturale della vita e il ciclo delle stagioni. È un simbolo di dualità, equilibrio e continuità ed è spesso usato nei rituali e nelle celebrazioni Wiccan per onorare la Dea. Una precisazione: è importante notare che il simbolo della Tripla Luna può variare leggermente nella sua concezione e interpretazione tra le diverse tradizioni Wiccan e Neopagane, ma la sua essenza come rappresentazione delle fasi della vita e della Dea rimane costante.

Alcune tazze hanno manici, mentre altre no; La scelta è una questione di preferenze personali.

L'uso del calice come strumento rituale nella Wicca e in molte altre tradizioni neopagane è associato al recupero e alla reinterpretazione di pratiche e simboli antichi. Sebbene il calice stesso abbia una storia lunga e complessa nella cultura umana, il suo uso specifico nella Wicca moderna risale agli sforzi di figure chiave del 20° secolo. Gerald Gardner, considerato il fondatore della Wicca moderna, fu uno dei primi a formalizzare l'uso del calice nei rituali. Nel suo libro "Witchcraft Today" (1954) e nella sua opera "The Meaning of Witchcraft" (1959), Gardner descrive l'uso del calice come uno dei principali strumenti rituali e sottolinea il simbolismo del calice come rappresentazione della grembo della dea e l'elemento acqua. Doreen Valiente, un'altra figura influente nella Wicca moderna e collaboratrice di Gardner, contribuì a sviluppare e definire l'uso del calice. Nei suoi scritti e nel suo lavoro di revisione dei rituali di Gardner, ha contribuito a stabilire il ruolo centrale del calice nei rituali Wiccan, sviluppando una comprensione teologica della Wicca, compreso il ruolo della Dea come rappresentazione dell'energia femminile. Il calice divenne così un simbolo centrale nella venerazione della Dea, riflettendo l'importanza della sacralità femminile nella tradizione Wiccan.

È importante notare che, sebbene l'uso del calice in questa tradizione sia stato formalizzato e integrato in tempi moderni da Gardner e Valiente, il calice stesso è un simbolo antico con radici in molte culture e religioni, compreso il cristianesimo (in cui è utilizzati per la celebrazione dell'Eucaristia), tradizioni greche e romane e antiche pratiche pagane. Per questo motivo, la Wicca moderna ha adottato il calice come parte della propria simbologia e delle pratiche rituali, attribuendogli specifici significati legati alla spiritualità Wiccan e al culto della Dea.

4. **Pentacolo:** Il pentacolo è un simbolo formato da una stella a cinque punte all'interno di un cerchio. Ogni punta rappresenta uno degli elementi classici utilizzati nella magia e spiritualità Wiccan: Terra, Acqua, Fuoco, Aria e Spirito. Il cerchio rappresenta l'unità e l'eternità. Il quinto

punto, spesso più lungo degli altri, rappresenta lo Spirito o Essenza Divina che unisce tutti gli elementi. Ad esempio, può essere associato al colore bianco, che simboleggia la purezza e l'illuminazione spirituale. Essendo il punto più alto, indica la direzione della dimensione più alta, il cielo. Il punto in basso a sinistra rappresenta la Terra ed è spesso associato al colore verde o marrone, simbolo di stabilità, fertilità, concretezza e solidità. Il punto in basso a destra rappresenta l'elemento Aria ed è solitamente associato al colore giallo. Simboleggia lo spirito, la comunicazione, l'intelletto e la conoscenza. La punta destra rappresenta passione, energia, trasformazione e forza di volontà, ed è associata all'elemento Fuoco e al colore rosso. Il punto sinistro rappresenta l'elemento Acqua ed è generalmente associato al colore blu. Simboleggia l'emozione, l'intuizione, l'istinto e il flusso delle energie emotive.

Insieme, i tre punti superiori simboleggiano i tre aspetti della divinità, conosciuta come la Dea della Trinità. I punti inferiori, dal canto loro, rappresentano il Dio nei suoi due aspetti di fertilità e di dea dell'aldilà. Gli spazi tra i tre punti superiori, combinati con gli spazi tra i punti inferiori, riflettono i tre gradi del rito di passaggio. I restanti spazi laterali sono la manifestazione dei principi cosmici fondamentali della Wicca, vale a dire il maschile e il femminile, rappresentati dal Dio e dalla Dea, da cui emana tutta la creazione.

Il pentacolo è spesso usato nei rituali Wiccan per rappresentare l'elemento Terra. Può essere posto sull'altare o tenuto tra le mani del sacerdote o della sacerdotessa durante il rito e, in alcuni casi, utilizzato per disegnare il cerchio magico durante la preparazione del rito. Il pentacolo, simbolo di unità e protezione, aiuta a stabilire e mantenere il cerchio magico.

Il pentacolo ha una storia ricca e variegata che abbraccia migliaia di anni. Le origini di questo simbolo risalgono a civiltà antiche ed è stato utilizzato in molte culture, come l'antica Mesopotamia, l'antico Egitto e la Grecia classica.

Nell'antica Grecia, il pentacolo rappresentava il numero cinque ed era associato alla salute e al processo di guarigione, così come al dio greco della medicina, Esculapio. Nel neoplatonismo, sistema filosofico diffuso alla fine dell'antichità classica, il pentacolo era associato all'idea dell'anima umana e dei cinque sensi, ogni punto rappresentava uno di essi. Durante il Medioevo europeo e il Rinascimento il pentacolo cominciò ad essere utilizzato con connotazione cristiana; Rappresentava infatti le cinque piaghe di Cristo e simboleggiava la protezione contro il male, per questo motivo veniva riprodotto in amuleti e talismani. Nei tempi moderni, con il crescente interesse per l'occulto, il pentacolo mantenne la sua associazione con la protezione contro il male e fu utilizzato dagli occultisti come mezzo di difesa contro le forze del male. Nel XX secolo, con il risorgere dell'interesse per l'occulto e il neopaganesimo, il pentacolo fu adottato da molte tradizioni spirituali. Nella Wicca e in alcune tradizioni neopagane, il pentacolo è considerato un simbolo di protezione, unità e spiritualità. Rappresenta gli elementi, la divinità e l'equilibrio tra loro. È diventato uno degli strumenti rituali più importanti nelle pratiche Wiccan, utilizzato per disegnare il cerchio magico, invocare gli elementi e incanalare l'energia.

Detto questo, è importante notare che il pentacolo nella Wicca non ha connotazioni negative o malvagie, nonostante alcune percezioni errate. Al contrario, nel contesto del satanismo, alcune interpretazioni del pentacolo possono differire. Il pentacolo può essere invertito, con le due punte rivolte verso l'alto, a rappresentare l'energia che discende dall'alto per potenziare l'animo umano. È importante notare che questa interpretazione è controversa e non è universalmente accettata dai seguaci del satanismo. Altri sostengono che il pentacolo rovesciato rappresenti la ribellione contro le divinità o le autorità religiose. Un'altra controversa interpretazione del pentacolo rovesciato associa la posizione dello spirito all'idea del materialismo e dei piaceri terreni, dipingendo il praticante come una persona immorale ed edonista.

5. **Candele:** Il Le candele sono spesso usate nei rituali Wiccan per invocare divinità o incanalare l'energia. Il colore delle candele è importante e può variare a seconda dello scopo del rituale. Simboleggiano l'elemento fuoco e, nella cerimonia del cerchio magico, la candela viene solitamente posizionata nella zona corrispondente all'elemento fuoco per rappresentare il sud. Sono anche una fonte di luce durante rituali e cerimonie, che non ha solo uno scopo pratico, ma anche simbolico, poiché rappresentano la luce interiore, la coscienza e l'illuminazione spirituale. Il colore delle candele è importante, poiché ognuna ha un significato specifico e viene scelto in base allo scopo dell'incantesimo o del rituale. Ad esempio, le candele rosse sono spesso utilizzate per amore e passione, le candele verdi per prosperità e salute e le candele blu per pace e saggezza. Prima di utilizzare una candela in un rituale o in un incantesimo, è consuetudine "caricarla" con l'energia dell'intenzione. Questo può essere fatto manifestando, visualizzando e invocando le forze desiderate. Più specificamente, la manifestazione è l'atto o il processo mediante il quale un'idea, un concetto o una concezione astratta diventa visibile, tangibile o evidente nel mondo fisico o nella realtà empirica. È l'espressione o la materializzazione di qualcosa che prima era potenziale o nascosto.

La visualizzazione, d'altra parte, si riferisce all'abilità o all'atto di creare immagini mentali o rappresentazioni visive nella mente o di visualizzare qualcosa con gli occhi. L'idea di base è che questo possa influenzare positivamente la realtà e aiutare a raggiungere un obiettivo desiderato.

Inoltre, durante i rituali, il comportamento delle fiamme può essere osservato alla ricerca di messaggi o indicazioni. Ad esempio, una fiamma brillante e forte può essere interpretata come un segno di approvazione, mentre una fiamma tremolante può essere un segno di resistenza. Alla fine di un rituale, quando la cera si è sciolta, può essere usata per creare sigilli o incantesimi magici. Allo stesso modo, alla fine di un rituale, le candele possono essere spente per chiudere il cerchio magico e completare il rituale.

6. **Campane:** possono essere suonate per segnalare l'inizio e la fine dei rituali, per attirare l'attenzione degli spiriti o per purificare lo spazio sacro. Il suono della campana è spesso associato all'elemento Aria. Possono anche essere suonati per indicare l'inizio o la fine di una parte specifica di un rituale. Ad esempio, nel momento in cui il cerchio magico si apre o si chiude, oppure quando termina un'invocazione. Ma servono anche per risvegliare lo spirito e catturare l'attenzione dei partecipanti ad una cerimonia, che vengono invitati a meditare o a prestare attenzione al suono delle campane per entrare in uno stato di coscienza più profondo. In alcuni rituali le campane suonano per rappresentare ed invocare gli elementi (Terra, Acqua, Aria e Fuoco) o per ottenerne l'equilibrio e la benedizione.

Le campane utilizzate nei rituali Wiccan possono variare in dimensioni, forma e materiale. Alcuni Wiccan preferiscono le campane di ottone, mentre altri preferiscono l'argento o il legno.

In generale, le campane sono state utilizzate in tutto il mondo in vari contesti religiosi e spirituali. Ad esempio, campane e gong sono spesso usati nel buddismo e nell'induismo per la meditazione e le cerimonie. Nelle tradizioni sciamaniche le campane vengono utilizzate per comunicare con gli spiriti o per accedere a stati alterati di coscienza.

7. **Bruciatore di incenso:** l'incensiere viene utilizzato per bruciare incenso o erbe durante i rituali. È spesso associato alla purificazione e alla pulizia energetica. Pertanto, prima di iniziare un rituale, molti praticanti Wiccan accendono l'incenso per purificare l'ambiente e creare uno spazio sacro. L'incenso è considerato un mezzo per aumentare l'energia e il fumo che sale simboleggia la trasmutazione dell'energia e il suo legame con il divino.

L'incenso viene spesso offerto anche agli dei in segno di rispetto e come mezzo di comunicazione, oltre che come dono o tributo.

Nella Wicca, diversi tipi di incenso ed erbe sono associati a intenzioni diverse. La lavanda, ad esempio, è spesso associata alla calma, alla tranquillità e alla pace, motivo per cui viene utilizzata nei rituali e negli incantesimi per promuovere la serenità e creare un ambiente favorevole alla meditazione. La salvia è nota per le sue proprietà purificanti e viene spesso utilizzata per purificare uno spazio o oggetti magici prima di un rituale. Il rosmarino è associato alla protezione e viene spesso utilizzato per creare barriere energetiche o aumentare la sicurezza personale. Il mirto è simbolo di amore e desiderio, per questo motivo viene spesso utilizzato nei rituali legati all'amore, alla passione e alla fertilità. La santoreggia è associata all'energia solare e alla vitalità e viene utilizzata nei rituali legati allo sviluppo personale, alla forza e al coraggio. Le rose sono associate all'amore e alla bellezza, motivo per cui vengono spesso utilizzate nei rituali d'amore e nelle celebrazioni di Beltane. La menta viene utilizzata nei rituali per protezione e chiarezza mentale. L'incenso di sandalo è spesso usato nelle pratiche di meditazione e divinazione. L'incenso di mirra viene spesso bruciato nei rituali di purificazione. La fragranza dell'incenso aiuta a creare uno stato di coscienza e concentrazione durante la pratica rituale, stimolando uno stato mentale e spirituale appropriato per il rituale o la meditazione. Gli incensieri sono disponibili in un'ampia varietà di forme e stili, da quelli più semplici e funzionali a quelli più decorati ed elaborati.

Alcuni praticanti preferiscono usare calderoni o incensieri a forma di pentacolo per aggiungere ulteriore simbolismo al loro rituale.

Tra i modelli più semplici ci sono gli incensieri a bastoncino, progettati per contenere bastoncini di incenso. Solitamente hanno una base piatta o una piccola scatola con un foro o fessura per inserire il bastoncino d'incenso e, sulla base, una piccola struttura verticale che contiene l'incenso. Esistono anche incensieri progettati per bruciare coni di incenso; Hanno una base con una piccola cavità nella parte superiore per posizionare il cono. L'incenso brucia lentamente, creando spesso un effetto cascata o nebbia particolarmente attraente durante la meditazione. Gli incensieri a forma di calderone sono tra i più utilizzati nella stregoneria e nelle pratiche magiche. Si tratta di piccoli calderoni con tre gambe e un coperchio o griglia, in cui vengono posti e bruciati incenso o erbe aromatiche. Esistono anche incensieri da tavolo, spesso con base piatta e un piccolo contenitore o piatto in cui è possibile riporre incenso o erbe aromatiche. Di solito sono realizzati in materiali come ceramica, legno o metallo e possono essere utilizzati come decorazioni per l'altare. Esistono anche incensieri con forme particolari, come dee, dei, animali totem o altri simboli sacri. L'incenso viene bruciato dentro o vicino a questi incensieri per onorare le divinità o gli spiriti a cui sono associati. Infine, gli incensieri a specchio sono spesso utilizzati nelle pratiche di divinazione e meditazione. Hanno una base con uno specchio su cui viene bruciato l'incenso, e lo specchio può essere utilizzato per riflettere la luce della candela o come strumento di divinazione.

L'uso dell'incenso per scopi spirituali risale a civiltà come l'antico Egitto, la Mesopotamia, la Cina e l'India. In queste culture l'incenso veniva bruciato durante le cerimonie religiose e i rituali magici per purificare l'aria e invocare gli dei. Nelle tradizioni pagane europee precristiane, l'incenso veniva utilizzato come parte di riti e celebrazioni sacre, e alcune erbe e resine venivano bruciate come offerte agli spiriti della natura e alle divinità. Nel corso del tempo, l'uso dell'incenso si è diffuso in Europa attraverso le rotte commerciali, portando le tradizioni dell'incenso dall'Oriente. Ciò ha influenzato anche la Wicca, che spesso comprende elementi di diverse culture e tradizioni spirituali. Infatti, nella Wicca moderna, l'uso dell'incenso fu incorporato da Gardner.

8. **Tovaglia dell'altare:** la tovaglia dell'altare viene spesso utilizzata per coprire l'altare e creare uno spazio pulito e sacro pronto per le pratiche rituali. Il colore e il disegno della tovaglia possono variare a seconda della stagione o dell'intento del rituale. Spesso prima dell'inizio di un rituale, la stoffa viene stesa sull'altare come mezzo di purificazione e protezione. Questo crea uno spazio sacro separato in cui possono essere eseguite pratiche magiche.

    Molti Wiccan scelgono le tovaglie dell'altare in base alle corrispondenze magiche. Ad esempio, il nero può rappresentare la protezione e l'allontanamento delle energie negative, mentre il blu può essere associato alla comunicazione e alla divinazione. Molte tovaglie sono decorate con simboli wiccan o pagani, come il pentacolo, la tripla luna o altre immagini sacre. Questi simboli possono aggiungere significato e potere ai rituali.

    Le dimensioni e la forma della tovaglia possono variare. Alcuni Wiccan preferiscono una tovaglia rettangolare che copra l'intero altare, mentre altri optano per una tovaglia più piccola che copra solo una parte dell'altare. La scelta dipende dalle preferenze personali e dalle esigenze rituali.

    Poiché la tovaglia dell'altare è un oggetto sacro, deve essere conservata con cura. Deve essere pulito, purificato e consacrato allo stesso modo degli altri strumenti magici. Alcuni Wiccan preferiscono utilizzare tovaglie diverse per scopi o stagioni specifici. Ad esempio, in primavera, quando la natura rinasce, vengono spesso utilizzate tovaglie dai colori pastello, come il verde e il giallo, per rappresentare la rinascita e la crescita. In estate si preferiscono tovaglie dai colori vivaci, come il bianco o l'oro, che simboleggiano il sole e la prosperità. In autunno i colori delle tovaglie richiamano spesso le tonalità di questa stagione, come il marrone, l'arancione e il rosso, per rappresentare il raccolto e la gratitudine. In inverno vengono utilizzate tovaglie blu scuro o argento per evocare l'energia della notte e dei sogni.

Per i rituali di purificazione e protezione, le tovaglie bianche o nere sono le più indicate. Il nero simboleggia l'eliminazione delle energie negative, mentre il bianco rappresenta la purezza. Per la divinazione scegliete colori come il blu o il viola, che favoriscono la comunicazione con il mondo spirituale. Per attirare prosperità e abbondanza è preferibile una tovaglia verde o dorata.

Anche i simboli presenti sulla tovaglia sono legati a un simbolismo specifico. Ad esempio, un pentacolo per onorare l'equilibrio degli elementi e l'interconnessione tra spiritualità e materia. Per il Sabbat di Beltane alcuni Wiccan utilizzano una tovaglia decorata con fiori e simboli di fertilità, mentre per il Sabbat di Samhain, una tovaglia con motivi legati alle anime dei morti e alla spiritualità.

Questi sono solo alcuni degli oggetti rituali più comuni, ma la tradizione Wiccan è aperta all'interpretazione personale e alla creatività: ogni Wiccan può adattare gli strumenti alle proprie convinzioni e intenzioni.

Capitolo 5. Divinazione

La divinazione è una pratica antichissima, il cui obiettivo è ottenere previsioni sul futuro o comprendere meglio eventi o situazioni attuali. Implica l'uso di varie tecniche, strumenti o metodi per accedere a informazioni che non sono immediatamente accessibili tramite mezzi convenzionali e che possono essere utilizzate per vari scopi. Lo scopo più comune è predire il futuro; A volte, infatti, cerchiamo risposte a domande specifiche o proviamo ad anticipare eventi futuri.

In alcune culture, i guaritori praticano la divinazione per identificare le cause dei problemi di salute o dare consigli su questioni personali. I guaritori hanno spesso una profonda conoscenza delle erbe medicinali e dei rimedi tradizionali, che combinano con le pratiche divinatorie per identificare le cause alla base dei problemi di salute. Molte culture credono che i guaritori possano comunicare con spiriti, antenati o altre entità spirituali, che possono fornire informazioni su come trattare o risolvere determinati problemi. Inoltre, spesso organizzano rituali o cerimonie che prevedono l'uso di oggetti sacri, formule magiche, canti o danze. Molti guaritori, come molti Wiccan, attribuiscono un ruolo centrale alla natura; Credono che il legame con esso sia fondamentale per il benessere della persona e che gli elementi naturali possano essere utilizzati a scopo terapeutico.

La divinazione può essere utilizzata anche per comprendere meglio se stessi, i propri legami con il mondo divino o spirituale, o per esplorare il proprio percorso spirituale. Al contrario, alcune persone si rivolgono alla divinazione per ottenere conferme o consigli sulle decisioni personali, come quelle legate all'amore, al lavoro o alla famiglia.

Per quanto riguarda le sue origini, risalgono all'antichità, principalmente in Mesopotamia, nell'antico Egitto e in Cina. In queste culture la divinazione era solitamente associata a figure sacerdotali e a specifici rituali religiosi, e veniva praticata osservando le stelle, leggendo gli organi degli animali sacrificati e osservando il comportamento di alcuni animali, come gli uccelli. Gli egiziani credevano che gli uccelli potessero fungere da messaggeri tra il mondo umano e l'altro mondo. Ad esempio, il canto di un uccello in un dato momento potrebbe essere interpretato come un segno divino.

Inoltre, gli antichi egizi svilupparono un proprio sistema di astrologia, che prevedeva lo studio delle costellazioni e dei movimenti planetari. I sacerdoti egiziani credevano che le stelle influenzassero direttamente la vita delle persone e potessero quindi essere utilizzate per fare previsioni astrologiche.

L'Oracolo di Amon, situato nel Tempio di Amon a Siwa, era uno dei siti di divinazione più famosi dell'antico Egitto. I visitatori si recavano agli oracoli per porre domande sul futuro e le risposte erano spesso enigmatiche, lasciando il lettore libero di interpretare. Infine, gli egiziani attribuivano grande importanza ai sogni e credevano che potessero contenere messaggi divini. In particolare, credevano che i sogni profetici potessero predire eventi futuri o offrire consigli divini.

Anche i Greci e i Romani usavano gli oracoli. Il più famoso di questi era l'oracolo di Delfi, in Grecia, dove un sacerdote faceva predizioni sotto l'influenza di vapori misteriosi e veniva consultato da governanti e comuni cittadini quando prendeva decisioni importanti.

Durante il Medioevo, la divinazione era spesso associata a pratiche occulte e alla stregoneria, e si diffusero metodi come la cartomanzia e la chiromanzia. Tuttavia, la Chiesa cattolica considerava eretiche molte forme di divinazione, per questo furono perseguitate. Nel Rinascimento, tuttavia, riemerse l'interesse per l'occulto e la divinazione, e fu durante questo periodo che i tarocchi divennero sempre più popolari.

Oggi la divinazione è ancora praticata in molte parti del mondo, e la sua pratica si è arricchita di nuovi elementi come rune, pendoli e cristalli; Tuttavia, molte persone praticano la divinazione come strumento di introspezione. L'accoglienza riservata alla divinazione resta fortemente divisa. Da un lato, la divinazione è sempre più accettata come strumento di auto-aiuto e di sviluppo personale. D'altra parte, alcune persone la considerano ancora superstizione o pseudoscienza.

La divinazione è, ovviamente, una pratica importante nella Wicca, che incorpora varie forme di divinazione come mezzo per ricevere guida, agire saggiamente e connettersi con le forze spirituali. Tuttavia, non esiste un'unica forma di divinazione specificatamente associata alla Wicca, ma piuttosto un'ampia gamma di metodi.

1. **Cartomanzia:** l' uso delle carte, come i Tarocchi o le carte degli angeli, è molto diffuso nella Wicca. Un tipico mazzo di tarocchi è composto da 78 carte, divise in due categorie principali: arcani maggiori e arcani minori. La categoria Arcani Maggiori comprende 22 carte numerate, ognuna delle quali rappresenta un'immagine archetipica o un concetto universale. Gli Arcani Maggiori includono carte come il Matto, l'Impiccato, la Torre, l'Amante e il Mondo. Queste carte sono solitamente le più conosciute e famose dei Tarocchi.

   Gli Arcani Minori sono più simili a un normale mazzo di carte, diviso in quattro semi: Coppe, Spade, Bacchette e Denari (o Denari in alcuni giochi). Ogni seme contiene dieci carte numerate e quattro carte di corte (fante, cavaliere, regina e re). Gli Arcani Minori rappresentano gli aspetti più quotidiani della vita.

   La lettura dei Tarocchi consiste nell'interpretare le carte estratte in una determinata mano. Il lettore di tarocchi mescola il mazzo, fa una domanda o dichiara un'intenzione, quindi pesca un determinato numero di carte. L'interpretazione di solito include il significato simbolico di ciascuna carta, le relazioni tra loro, la loro posizione nella mano e l'intuizione del lettore di carte.

   La lettura dei tarocchi richiede un approccio etico e gli indovini devono rispettare la riservatezza del lettore e offrire letture oneste ed empatiche; Ad esempio, molti insistono sul fatto che le carte offrono solo una prospettiva e non predicono un futuro inevitabile.

   Tra i più apprezzati ci sono il Rider-Waite, il mazzo Thot, i Tarocchi di Marsiglia e i Tarocchi Visconti-Sforza, ma la scelta va fatta in base alle preferenze individuali.

   Il gioco Rider-Waite è stato creato da Arthur Edward Waite e illustrato da Pamela Colman Smith. Fu pubblicato per la prima volta nel 1909 ed è noto per il suo ricco simbolismo e le sue immagini iconiche. Infatti, ogni carta è stata disegnata con grande attenzione ai dettagli. Le illustrazioni di Pamela Colman Smith catturano l'immaginario dei tarocchi in modo espressivo e accessibile. Le carte Arcani Maggiori presentano scene drammatiche e simboli facilmente riconoscibili, mentre le carte Arcani Minori utilizzano disegni piuttosto tradizionali, facendole sembrare un mazzo di carte. Inoltre, i colori vivaci utilizzati sulle carte conferiscono al mazzo Rider-Waite una forte presenza.

Le carte possono essere utilizzate per la divinazione, la meditazione e l'auto-esplorazione. Le sue immagini offrono molte possibilità di interpretazione, rendendolo uno strumento flessibile.

Il mazzo dei tarocchi di Thoth è stato creato da Aleister Crowley, un influente occultista e mago del 20° secolo, e Lady Frieda Harris, un'artista britannica. Questo mazzo di tarocchi è noto per la sua profondità simbolica, ricchezza di dettagli e combinazione di tradizioni esoteriche e modernità. Fu creato negli anni '40 e pubblicato per la prima volta nel 1969, diversi anni dopo la morte di Crowley, e fu fortemente influenzato dalle credenze esoteriche di Crowley. Le carte nel mazzo hanno un simbolismo estremamente complesso e dettagliato, con ogni carta progettata enfatizzando il simbolismo ermetico, alchemico e cabalistico. È proprio questo simbolismo che rende il mazzo Thoth un po' più difficile da interpretare rispetto a mazzi più semplici come Rider-Waite. L'arte di Lady Frieda Harris è caratterizzata da colori vivaci e forme geometriche complesse, spesso altamente stilizzate e astratte, che offrono uno spettacolo visivo unico. Molti dei nomi delle carte differiscono da altri mazzi di tarocchi. Ad esempio, l'arcano maggiore "Il Matto" si chiama "L'Uomo Pazzo" e la Papessa diventa "La Sacerdotessa". Inoltre, il mazzo Thoth è noto per le sue forti corrispondenze con la Kabbalah, una tradizione mistica ebraica, e ogni carta è collegata a un percorso specifico dell'Albero della Vita, un simbolo importante in questa tradizione. Oltre alle 78 carte dei tarocchi tradizionali, include quattro carte extra: il Cavaliere, l'Altra Morte, il Principe e il Cavaliere. Questo mazzo è spesso associato a pratiche esoteriche e magia rituale, in linea con le credenze di Aleister Crowley. Per questo motivo molti occultisti e praticanti esoterici preferiscono il mazzo Thoth.

I Tarocchi di Marsiglia risalgono al XVIII secolo e prendono il nome dalla città francese di Marsiglia. Anche se la sua origine esatta rimane oggetto di dibattito, è stato uno dei primi mazzi di tarocchi adottati nella cultura occidentale. Seguendo una struttura tradizionale di 78 carte, la sua lettura è spesso basata su un'interpretazione intuitiva, basata sul simbolismo e sulle impressioni personali.

Infine, i Tarocchi Visconti-Sforza sono uno dei mazzi più antichi del mondo. Questo mazzo è famoso per la sua bellezza artistica e per i suoi legami con la nobiltà italiana del XV secolo. Prende infatti il nome dalla famiglia Visconti, che governò Milano, e dagli Sforza, che li succedettero. Questo mazzo da 74 carte è famoso per la sua bellezza artistica. Le carte sono decorate con dettagliati disegni a tempera su carta dorata, raffiguranti scene di vita di corte e personaggi nobili. Le illustrazioni sono ricche di simbolismo e dettaglio e riflettono perfettamente l'estetica del Rinascimento. Furono originariamente commissionati dalla famiglia Visconti come simbolo del loro potere e status, e venivano spesso usati per scopi cerimoniali e come parte dell'intrattenimento della corte reale. Diversi ponti antichi sono sopravvissuti fino ad oggi e sono conservati in varie collezioni e musei.
Sebbene i tarocchi Visconti-Sforza siano stati originariamente creati per vari motivi, oggi sono spesso usati per la divinazione e sono anche apprezzati da molti appassionati di tarocchi e collezionisti di antiquariato come oggetti di grande valore storico e culturale.

L'origine esatta dei tarocchi è dibattuta, ma si ritiene che siano apparsi per la prima volta in Europa nel XIV secolo come mazzo di carte e solo in seguito siano diventati uno strumento popolare per la divinazione e l'esplorazione spirituale.

2. **Astrologia:** molti Wiccan usano l'astrologia per esaminare le influenze celesti nella loro vita e pianificare eventi o decisioni importanti. L'astrologia si basa sull'idea che la posizione dei pianeti e delle stelle al momento della nascita di una persona ne influenza la personalità e il destino; L'oroscopo di una persona è, quindi, una carta celeste basata su questi dati.

    Nel sistema astrologico occidentale esistono 12 segni zodiacali, ciascuno associato ad uno specifico periodo dell'anno. Questi segni sono Ariete, Toro, Gemelli, Cancro, Leone, Vergine, Bilancia, Scorpione, Sagittario, Capricorno, Acquario e Pesci.

    Oltre ai segni dello zodiaco, anche i pianeti svolgono un ruolo chiave in astrologia. Ce ne sono dieci, tra cui Mercurio, Venere, Marte, Giove, Saturno, Urano, Nettuno, Plutone, Luna e Sole, e ciascuno ha significati e influenze specifici.

    Il Sole rappresenta il nucleo della personalità di un individuo, il suo ego e il suo scopo nella vita. È associato alla natura fondamentale di una persona. La Luna è associata alle emozioni, all'istinto, alla sensibilità e all'inconscio. Rappresenta il modo in cui una persona reagisce emotivamente a eventi e situazioni. Mercurio è il pianeta della comunicazione, dell'intelletto e dell'apprendimento e rappresenta i doni comunicativi e intellettuali di una persona. Venere è associata all'amore, alla bellezza, all'armonia e alla sensualità. Rappresenta il modo di amare di una persona e ciò che la attrae. Marte è il pianeta dell'energia, dell'azione, dell'aggressività e dell'ambizione. Rivela come una persona affronta le sfide e le situazioni competitive. Giove rappresenta la crescita, l'abbondanza, la fortuna e la saggezza. Rivela dove una persona può trovare il successo. Saturno è associato alla disciplina, alla responsabilità e all'autocontrollo. Rappresenta le sfide che una persona deve superare per crescere e maturare. Urano è il pianeta dell'innovazione, della ribellione e del progresso. Influisce sull'originalità della persona. Nettuno è associato all'immaginazione, alla spiritualità e all'istinto creativo. Rivela come una persona vive la propria dimensione spirituale e intuitiva. Infine, Plutone è il pianeta del potere, della trasformazione e del mistero. Rivela gli ambiti della vita in cui una persona può sperimentare una profonda trasformazione e rinnovamento.

    Gli oroscopi vengono interpretati per cercare di comprendere la personalità, le tendenze e il futuro di una persona. L'astrologia non è scientificamente provata e quindi non è accettata come disciplina scientifica, ma rimane molto popolare in molte culture. Esistono diversi rami dell'astrologia, come l'astrologia natale (che si concentra sull'oroscopo di nascita di una persona), l'astrologia oraria (che si occupa delle previsioni a breve termine) e l'astrologia karmica (che tiene conto della reincarnazione e delle lezioni apprese nelle vite precedenti). .

    Nella Wicca, l'astrologia e gli oroscopi non sono elementi centrali come lo sono in altre pratiche esoteriche o religiose. Tuttavia, alcune pratiche Wiccan includono elementi astrologici; In effetti, alcuni Wiccan usano l'astrologia come forma di divinazione per ottenere informazioni o guida spirituali. Spesso i sacerdoti e le sacerdotesse conoscono l'astrologia e offrono consigli astrologici ai membri della congrega. Generalmente, un praticante o un astrologo Wiccan può creare una carta astrologica per una persona interessata alla divinazione. Si tratta di creare una carta astrologica basata sulla data di nascita, che comprenderà i segni zodiacali dei pianeti maggiori e le case astrologiche (le case sono le dodici zone in cui è suddiviso un tema natale. Ognuna indica diverse aree della vita, quali lavoro, amore, famiglia, carriera, amicizie, spiritualità, ecc...). Vengono poi interpretati alla ricerca di messaggi o indizi sul futuro. Altri Wiccan, invece, usano la meditazione per connettersi con i simboli astrologici e ricevere messaggi o ispirazione divina.

3. **Il Libro** delle **Ombre:** Il "Libro delle Ombre" è fondamentale per la pratica della Wicca e delle religioni neopagane correlate. È un libro personale e sacro che raccoglie informazioni e documenti su pratiche religiose, credenze, incantesimi, rituali, sogni, osservazioni astrali e altre informazioni legate alla spiritualità del praticante.
   È un documento personale e unico per ogni praticante, poiché contiene le sue scoperte personali. Il suo contenuto può cambiare nel tempo, riflettendo l'evoluzione spirituale della persona: man mano che il praticante prosegue il suo percorso, si aggiungono nuove informazioni, ispirazioni o scoperte. A causa della sua natura intima, dovrebbe essere condiviso solo con altri Wiccan fidati o all'interno della propria congrega.

   Il Libro delle Ombre spesso include dettagli di strumenti rituali, come l'altare, le candele, le bacchette, le campane, ecc., per aiutare il praticante a svolgere rituali coerenti e significativi.
   Sebbene il Libro delle Ombre sia una parte essenziale della pratica Wiccan, è importante notare che non tutti i Wiccan mantengono i loro Libri delle Ombre allo stesso modo. Alcuni preferiscono scrivere a mano su quaderni o diari, mentre altri creano documenti digitali. L'importante è che il contenuto sia autentico e rispettoso delle tradizioni Wiccan.
   Una tecnica di divinazione che può essere registrata nel Libro delle Ombre è la scrittura automatica. Il praticante può sperimentare scrivendo velocemente su carta senza pensare troppo, a volte invocando gli spiriti o ponendo domande prima di iniziare. Il testo può quindi essere interpretato per significati o messaggi nascosti. Il libro può contenere anche specifici incantesimi divinatori, che possono essere utilizzati per ottenere risposte a domande o per acquisire una prospettiva più chiara su una determinata situazione.

4. **Lettura delle rune:** Leggere le rune, antichi caratteri alfabetici diffusi nel mondo germanico, è una pratica diffusa tra i Wiccan. Le rune vengono utilizzate come strumento divinatorio, più o meno come i tarocchi, e leggerle è un processo che va oltre la semplice interpretazione delle singole rune. Prima di passare ai metodi di lettura più comuni, diamo un'occhiata ai set di rune indispensabili per questa tecnica di divinazione. Sono costituiti da una serie di simboli o lettere, incisi o dipinti su piccole pietre, legno, osso, piastrelle di ceramica o metallo. Ogni set può variare leggermente a seconda del sistema utilizzato, ma la maggior parte contiene 24 rune, ulteriormente suddivise in tre gruppi da otto chiamati "Aett" (singolare: "Aettir"). Questi gruppi sono gli Aett di Frey, gli Aett di Hagal e gli Aett di Tyr. Ogni runa rappresenta un suono, un simbolo ed ha un significato ad esso associato.

Il gruppo Frey comprende le prime otto rune dell'antico Futhark (alfabeto runico). I simboli di questo Aett sono generalmente associati ad aspetti della vita quotidiana, fertilità, prosperità e abbondanza. Appartengono a questa categoria le seguenti rune:

Fehu: bestiame, ricchezza materiale.

Uruz: Forza vitale, potere.

Thurisaz: Forza distruttiva, resistenza.

Ansuz: Ispirazione, comunicazione divina.

Raido: Viaggio, cammino.

Kaun: Fuoco, passione.

Gebo: Regalo, scambio.

Gioia, benessere.

Il secondo gruppo, l'Hagal, comprende le seguenti otto rune, spesso associate a concetti più astratti come la natura umana, le forze occulte e la magia. Questa categoria include

Hagalaz: Caos, la forza distruttiva della natura.

Naudhiz: Necessità, difficoltà.

Isa: Fermo, fermo.

Jera: Raccolto, ricompensa.

Eihwaz: Difesa, cambiamento.

Pertho: Occultismo, mistero.

Algiz: Protezione, difesa.

Sowelu: Integrità, luce.

Il terzo gruppo di rune comprende le ultime otto, legate a concetti come giustizia, dualità e sviluppo personale. Questa categoria contiene:

Tiwaz: Giustizia, sacrificio.

Berkano: Crescita, rinascita.

Ehwaz: Movimento, cambiamento.

Mannaz: Umanità, coscienza.

Laguz: Flusso, emozioni.

Ingwaz: Fertilità, protezione divina.

Dagaz: Trasformazione, un nuovo inizio.

Othala: Proprietà, eredità.

In alcuni giochi di rune, c'è anche una runa chiamata "Runa Bianca" o "Wyrd". È un concetto complesso della mitologia norrena e della cosmologia Wiccan, spesso tradotto come "Destino" o "Tessitura del destino". La Runa Bianca rappresenta l'aspetto non scritto del destino, il mistero del futuro e l'idea che il destino non è completamente predeterminato, ma può essere influenzato dalle scelte e dalle azioni personali. È il simbolo del libero arbitrio e della responsabilità personale. Mentre altre rune forniscono consigli specifici o dettagliati, la Runa Bianca attira l'attenzione sulla natura imprevedibile e misteriosa della vita. In sintesi, nella divinazione runica Wiccan, la presenza della Runa Bianca simboleggia l'idea che il destino non è inciso indelebilmente nella pietra, ma è modellato dalle decisioni e dalle azioni del richiedente. Questa runa ricorda di riflettere sul potere della scelta personale e sulla responsabilità delle proprie azioni.

Prima di utilizzare un nuovo set di rune, molti praticanti lo consacrano o lo benedicono. Questa pratica varia da persona a persona, ma spesso implica la preghiera o la creazione di uno spazio sacro.

Metodi di lettura: Esistono diversi metodi per leggere le rune, come il metodo di fusione delle rune, il metodo Odino e il metodo delle tre Norn.

Infine, i set di rune dovrebbero essere trattati con rispetto e mantenuti puliti. Ciò può comportare la pulizia fisica delle pietre o la ricarica energetica con la luce della luna o altri mezzi.

Di seguito presentiamo i tre metodi più comuni, ciascuno con un obiettivo specifico.

Il primo è l'Occhio di Odino, un metodo di lettura ispirato alla mitologia norrena e alla figura di Odino, il dio supremo della mitologia germanica. Questo metodo utilizza tre rune, ognuna delle quali rappresenta uno degli aspetti degli occhi di Odino: Huginn (pensiero) e Muninn (memoria), i due corvi che viaggiarono per il mondo per portare notizie a Odino, e l'occhio di Odino stesso. spesso associato all'ispirazione e alla visione.

Disegna la prima Runa del mattino, rappresentata da Huginn, il Corvo del Pensiero. Questa runa offre una panoramica delle tue idee, pensieri e dei problemi che dovrai affrontare durante il giorno. Rappresenta ciò su cui dovresti concentrarti mentalmente. Disegna la seconda Runa di notte, rappresentata da Muninn, il Corvo della Memoria. Questa runa ti offre una prospettiva su esperienze passate, ricordi ed eventi che potrebbero influenzare la tua situazione attuale. Può aiutarti a pensare a come le esperienze passate influenzano il tuo presente. Disegna la terza Runa durante la giornata, rappresentata dall'Occhio di Odino. Questa runa simboleggia l'ispirazione, la visione e il futuro. Ti dà informazioni sulla tua intuizione, sulle opportunità che puoi trovare e sul tuo sviluppo personale. È una runa che ti guida verso il futuro.

Durante tale lettura, hai l'opportunità di riflettere sulle informazioni fornite da ciascuna delle tre rune ed esaminare come si collega alla tua situazione o alle tue domande. Questo ti darà una visione più completa della tua giornata. Ricorda però che la lettura delle Rune richiede pratica e consapevolezza: le interpretazioni possono variare a seconda del tuo personale legame con le Rune e dell'esperienza che hai accumulato nel tempo.

In secondo luogo esiste il metodo delle Tre Norne, utilizzato per esaminare l'evoluzione di una situazione nel tempo. Si tratta di un approccio alla lettura delle Rune ispirato alle Norne, le figure della mitologia norrena che tessono il destino umano. Questo metodo utilizza tre Rune, ognuna delle quali rappresenta una fase del tempo: il Passato, il Presente e il Futuro. Prima di iniziare, immagina mentalmente le tre fasi del tempo: Passato, Presente e Futuro. Le Norne, Urd, Verdandi e Skuld, rappresentano rispettivamente il Passato, il Presente e il Futuro nella mitologia norrena. Quindi, pesca tre rune dal tuo mazzo. Il primo rappresenterà il passato, il secondo il presente e il terzo il futuro. Puoi procedere come preferisci, sia mescolando le rune in un sacchetto e rimuovendole a caso, oppure allineandole e assegnando a ciascuna un ruolo temporaneo. La prima runa ti fornirà informazioni su esperienze passate, eventi o modelli che influenzano la tua situazione attuale. Pensa a come queste influenze potrebbero aver contribuito al tuo stato attuale. La seconda runa ti offre una panoramica della tua situazione attuale e dei problemi che stai affrontando. Pensa a cosa suggerisce questa Runa riguardo al tuo presente. La terza Runa focalizza l'attenzione sui possibili sviluppi futuri. Ciò che indica questa Runa può aiutarti a prendere decisioni consapevoli e ad affrontare il futuro con saggezza. Puoi usare gettoni di legno con simboli runici incisi sopra, o anche solo carte da gioco.

Parliamo infine del lancio delle rune, che è anche il più tradizionale.
Prima di tutto, trova un luogo pulito e tranquillo dove poter praticare la divinazione. Puoi usare un tavolo o il pavimento, a seconda di come preferisci. Dividi questo spazio in quattro sezioni, ciascuna associata a un elemento e che rappresenta diversi aspetti della vita. La sezione dell'elemento terra è legata al lavoro e alle questioni finanziarie e materiali. L'elemento aria si riferisce alla sfera intellettuale, inclusa la lingua, la cultura personale e le idee. La sezione dell'elemento acqua si riferisce alla sfera emotiva, che comprende i rapporti personali, siano essi di coppia o di amicizia. Infine, l'elemento fuoco rappresenta la trasformazione, l'istinto, l'energia creativa e la sessualità. Successivamente, prova a concentrarti sulle domande o sui problemi per cui vuoi aiuto: puoi porre una domanda specifica o semplicemente chiedere un consiglio su una situazione generale. A questo punto prendete tutte le rune e mescolatele bene. Tienili nel palmo della mano non dominante (di solito la sinistra se sei destrorso o la destra se sei mancino). Mescolali nel palmo della mano e, quando ti senti pronto, posizionali in modo casuale sulla superficie che hai scelto per il lancio. Osserva come sono disposte le rune sulla superficie, in qualsiasi posizione e orientamento.
Inizia a interpretare guardando le rune che sono cadute a faccia in su. Questi rappresentano gli aspetti positivi e le influenze che potrebbero aiutarti nella situazione che stai vivendo. Successivamente, nota le rune che sono state capovolte e rivolte verso il basso. Questi simboleggiano le sfide o gli ostacoli che devi affrontare.
Cerca anche le rune che si toccano o che sono cadute insieme. Possono avere una relazione particolare tra loro e offrire informazioni più dettagliate. D'altra parte, ignora le rune che non rientrano in questo spazio.
Quando interpreti le Rune, considera sia i loro significati simbolici sia il contesto della domanda o della situazione che stai cercando di capire. Ricorda che leggere le Rune richiede pratica e intuizione, e che le tue abilità miglioreranno nel tempo; Rimani aperto alla loro energia e ai significati nascosti mentre interpreti i messaggi che ti offrono.

5. **La contemplazione dei cristalli** è una tecnica di divinazione che prevede la messa a fuoco su una superficie riflettente, spesso chiamata "specchio magico", per ottenere visioni o informazioni. Per preparare uno specchio magico si segue solitamente un procedimento specifico: la superficie riflettente, spesso di vetro, viene rivestita con vernice o inchiostro nero per farla apparire scura o

completamente nera. Mantenere la superficie pulita e priva di impronte è fondamentale per evitare qualsiasi alterazione durante l'uso.

Questa tecnica però va oltre l'uso degli specchi; Molti Wiccan preferiscono anche usare sfere di cristallo, ciotole piene d'acqua, fiamme di candele o osservare formazioni nuvolose. L'obiettivo è concentrare la mente su un oggetto statico per rivelare simboli, immagini o messaggi dal subconscio o dalla mente inconscia.

Questa pratica ha una lunga storia in diverse culture e tradizioni ed è stata associata a varie forme di divinazione, come la cartomanzia o la cristallomanzia (uso di pietre o cristalli per la divinazione). Visioni o immagini che sorgono durante la concentrazione su un punto fisso vengono interpretate come risposte o consigli per decisioni cruciali.

È importante notare che i risultati di questa pratica possono variare notevolmente da persona a persona e non sempre garantiscono approfondimenti o informazioni specifiche. Molte persone lo usano come strumento aggiuntivo nelle loro pratiche spirituali per ottenere una prospettiva diversa o una visione più profonda.

Ad esempio, se vuoi utilizzare uno specchio magico, ecco alcune istruzioni. Scegli un posto tranquillo dove puoi stare da solo, preferibilmente una stanza con luce naturale o soffusa. Assicurati che la stanza sia confortevole e che l'illuminazione sia sufficientemente intensa da poter vedere chiaramente lo specchio, ma non troppo intensa per evitare fastidiosi riflessi. Prenditi il tuo tempo per rilassarti e concentrarti, respira profondamente per calmare la mente e il corpo e, se lo desideri, puoi dire una breve preghiera o invocazione.

Siediti davanti allo specchio in modo da poter vedere chiaramente il tuo riflesso, in una posizione comoda ma eretta. Fissa il tuo riflesso senza concentrarti sui dettagli, lasciando che i tuoi occhi si rilassino. Guardarsi allo specchio senza particolari aspettative; La pazienza è essenziale. Continua a respirare lentamente e profondamente. L'obiettivo è lasciare che la mente si rilassi e che le immagini o le visioni sorgano spontaneamente.

Durante la pratica possono apparire visioni, simboli o immagini speculari, spesso in forma astratta o simbolica. Tieni un quaderno a portata di mano per annotare tutto ciò che vedi, senti o senti. Anche le emozioni sono rilevanti. Evita di giudicare o analizzare immediatamente ciò che osservi; lascia che le visioni si sviluppino in modo naturale. Successivamente potrai rifletterci più in profondità.

Quando decidi di terminare la sessione, ringrazia per le visioni e le esperienze che hai avuto. Chiudete adeguatamente lo spazio, ad esempio con una breve preghiera o un atto spirituale.

Dopo la sessione, prenditi del tempo per riflettere sulle visioni e sulle esperienze, cercando significati personali o simbolici, tenendo presente che l'interpretazione può richiedere tempo e pratica.

6. **Lettura delle foglie di tè:** La lettura delle foglie di tè, o cupomanzia, è una pratica divinatoria che fa parte delle tradizioni Wiccan. Questa tecnica consiste nell'osservare e interpretare il modo in cui le foglie di tè si dispongono sul fondo della tazza dopo aver consumato la bevanda.

Per iniziare, ovviamente, bisogna preparare una tazza di tè. Se possibile, evita di usare bustine di tè o filtri, perché per la lettura ti serviranno le foglie stesse.

Bevi lentamente senza preoccuparti delle foglie sul fondo. Concentrati sulla tua domanda o sull'area della tua vita su cui hai bisogno di consigli. Quando hai finito di bere, lascia solo una piccola quantità di liquido con le foglie sul fondo.

Agita leggermente la tazza in senso orario per distribuire le foglie sui lati della tazza, quindi capovolgila su un piattino per far scolare l'acqua in eccesso e permettere alle foglie di tè di aderire bene alla tazza.

Dopo qualche minuto sollevate la tazza e cominciate ad osservare la posizione delle foglie. Tieni presente che forme e simboli potrebbero apparire sfocati o astratti. Interpretare queste forme richiede molta intuizione, ma anche una certa conoscenza simbolica. Osserva attentamente tutto ciò che vedi; Questi simboli possono essere interpretati come segnali, messaggi o suggerimenti relativi alla tua domanda o situazione. Considera il contesto della tua domanda o situazione per aiutarti a dare un senso alle immagini che vedi: non esiste un significato fisso per i simboli; L'importante è cosa significano per te.

È utile tenere un registro delle letture delle foglie di tè in modo da poter confrontare e vedere come le tue interpretazioni si evolvono nel tempo.

La Tasseomanzia è una pratica abbracciata da molti Wiccan e, come per qualsiasi forma di divinazione, la pratica costante e la fiducia in se stessi sono essenziali per sviluppare grandi abilità nel tempo.

Capitolo 6. Streghe e stregoneria

Il termine "strega" è un concetto ampio e il suo significato varia a seconda dei contesti storici e culturali e delle credenze individuali. Vediamo le interpretazioni più comuni.

Nella tradizione popolare le streghe sono solitamente donne dotate di poteri soprannaturali che praticano la magia. Queste abilità possono essere usate per il bene, come la guarigione, o per il male, come lanciare incantesimi dannosi. In un'interpretazione positiva, le streghe, o meglio i guaritori, erano considerate figure importanti nelle comunità storiche. Prima di essere demonizzati o perseguitati, molti erano rispettati come saggi custodi della medicina tradizionale. Molte donne, infatti, possedevano una profonda conoscenza delle erbe medicinali e avevano la capacità di curare diverse malattie fisiche e mentali con ingredienti derivati dalla natura. Molti di loro, inoltre, osservavano attentamente la natura per anticipare la comparsa di malattie o catastrofi. Queste donne avevano un profondo rispetto per la natura e credevano nella sua importanza per il benessere e la guarigione.

Oltre alla cura fisica, i guaritori si prendevano cura della salute mentale e spirituale delle persone, offrendo loro consigli e sostegno. In questo senso alcuni praticavano anche la divinazione e la magia bianca per predire il futuro o aiutare le persone a superare le proprie difficoltà.

In breve, i guaritori erano membri integrali delle loro comunità e condividevano la loro saggezza attraverso insegnamenti orali, rituali e l'uso di simboli e amuleti protettivi. Il loro ruolo nella società era molto diverso da quello delle streghe demonizzate nella successiva caccia alle streghe. Questi guaritori erano rispettati e ricercati per la loro saggezza e conoscenza medica. Nel corso del tempo, molti furono perseguitati ingiustamente, ma la loro eredità e il loro impatto positivo continuano ad essere riconosciuti anche oggi.

Agnes Sampson, che visse in Scozia alla fine del XVI secolo, era un'ostetrica e una guaritrice eccezionalmente abile. Conosceva a fondo le piante medicinali e le pratiche mediche del suo tempo. Grazie alla sua generosità e al suo innato desiderio di aiutare gli altri, usava le sue capacità per aiutare chi era bisognoso, senza chiedere nulla in cambio, per pura compassione. Le loro capacità erano così notevoli che alcuni li attribuivano a poteri soprannaturali e magici, quando in realtà erano il risultato di conoscenze acquisite con dedizione e passione. Tuttavia, in un'epoca segnata dalla superstizione e dalla paura del maligno, queste eccezionali capacità furono la causa della sua tragica caduta. Agnès, esperta nel suo campo, fu ingiustamente accusata di aver stretto un patto con il diavolo, insieme ad altre cento persone sospettate di praticare la stregoneria. Nonostante le sue veementi proteste, non riuscì a proteggersi dalla determinazione del re di Scozia, Giacomo VI, che si interessò personalmente al suo caso.

Agnès subì ripetuti interrogatori brutali, ma rimase fermamente convinta della sua innocenza. Anche sotto le torture più atroci, continuò a negare ogni legame con le forze oscure. Purtroppo la sua tenace resistenza ebbe fine solo quando le misero una mazza al collo, costringendola ad arrendersi e a confessare tutti i delitti a lei attribuiti.

È importante menzionare anche due figure femminili notevoli, sebbene non fossero guaritrici:

Alice Kyteler è una figura affascinante della storia irlandese. Nacque tra il 1263 e il 1280 a Kilkenny. La sua storia è unica poiché è stata la prima donna ad essere condannata per stregoneria in Irlanda. La sua vita iniziò in modo apparentemente ordinario, come figlia di alcuni presunti mercanti fiamminghi che si erano stabiliti nella regione nel XIII secolo. Ciò che distingue Alice Kyteler sono i molteplici matrimoni da lei contratti, che furono quattro. Tutti i suoi mariti avevano qualcosa in comune: una ricchezza straordinaria. Alla morte di ognuno di loro, la loro fortuna tornava ad Alice, suscitando la curiosità e la preoccupazione della popolazione locale. Ma Alice non aveva intenzione di accontentarsi di essere una ricca vedova. Dopo aver dato alla luce un figlio, decise di ampliare la sua casa e di costruire un pub, noto come "Kyteler's Inn", che è ancora in funzione oggi. La taverna divenne rapidamente un luogo popolare, non solo per la birra e il whisky venduti in tutta l'Irlanda, ma anche per la stessa Alice. Era una donna straordinariamente attraente e affascinante, capace di attrarre il cuore e il denaro degli uomini, spesso ricompensata con doni generosi. Secondo i racconti dell'epoca, Alice era di straordinaria bellezza. La loro bellezza, insieme al destino dei loro mariti, attirarono l'attenzione e portarono ad accuse di stregoneria. Il vescovo locale ha avviato un'indagine, ma grazie alla protezione di Alice da parte di persone influenti, è stato arrestato. Nonostante la sua rapida liberazione, Alice, sentendosi minacciata, fuggì in Inghilterra e scomparve nel nulla. Il suo servo, accusato di complicità, fu frustato e bruciato sul rogo. Alice Kyteler è una delle storie di stregoneria più stravaganti e affascinanti della storia irlandese, un racconto di singolare bellezza, ricchezza e mistero che continua ad incuriosire gli ascoltatori ancora oggi.

Il 10 giugno 1692, Bridget Bishop fu giustiziata per stregoneria, diventando una delle prime persone condannate a morte nel famigerato processo alle streghe di Salem del 1692. Bridget Bishop, probabilmente nata con il cognome Playfer o Playford, ebbe una vita matrimoniale piuttosto frenetica. Si sposò tre volte: prima con il capitano Samuel Wasselbe intorno al 1660, poi con Thomas Oliver il 26 luglio 1666, dal quale ebbe una figlia di nome Christian, e infine con Edward Bishop, un ricco falegname, nel 1687. Accuse di stregoneria contro Bridget è iniziata dopo la morte del suo secondo marito, Thomas Oliver. Fu accusata di averlo ucciso usando la magia nera, ma alla fine fu assolta per mancanza di prove. Tuttavia, il suo terzo matrimonio e il suo stile di vita, considerato stravagante per l'epoca, attirarono l'attenzione e aumentarono i sospetti.

Le accuse formali sono state mosse da cinque ragazze: Abigail Williams, Ann Putnam Jr, Mercy Lewis, Mary Walcott ed Elizabeth Hubbard. Bridget Bishop fu accusata di diversi comportamenti allora considerati sospetti. Tra le prove contro di lei c'era una dichiarazione di William Stacy, un uomo di mezza età della città di Salem, secondo cui Bridget Bishop gli aveva detto che alcune persone pensavano che fosse una strega. Quando Stacy l'ha accusata direttamente di averlo stregato, Bishop ha rifiutato di negare l'accusa. Un altro uomo, Samuel Shattuck, l'ha accusata di aver stregato suo figlio e di averlo picchiato con una pala. Ha detto che Bishop gli aveva chiesto di tingere una corda, che sembrava troppo piccola per essere usata come qualcosa di diverso da un burattino o una bambola voodoo usata nelle pratiche magiche. Altre persone affermarono di aver visto delle marionette in casa di Bridget e dissero che dopo una discussione con lei, il suo maiale si comportava in modo strano, come se fosse stato stregato o avvelenato.

Alcune persone hanno affermato di aver visto lo spirito di Bridget Bishop apparire nelle stanze di diversi uomini mentre dormivano e attaccarli. Questi resoconti sono simili a un fenomeno noto come "illusione ipnagogica" (una probabile paralisi del sonno). Le accuse contro Bridget Bishop erano complesse e contraddittorie. Le sue risposte derisorie durante l'interrogatorio, così come la natura ambigua delle accuse, hanno reso il suo caso molto complesso da giudicare sia per le giurie che per i giudici.

Successivamente, a queste donne furono associati sempre più simboli negativi. Molti racconti popolari iniziarono a descrivere le streghe come persone malvagie che usavano i loro poteri magici solo per danneggiare o tormentare gli altri. Sono spesso associati all'uso di pozioni malvagie, incantesimi e maledizioni. Nell'immaginario popolare le streghe ricoprono un ruolo sempre più importante in quanto pericolose antagoniste. Un elemento comune nelle leggende che si sono sviluppate attorno a queste donne è il cosiddetto "patto con il diavolo". Si supponeva che le streghe stringessero un patto con il diavolo o entità demoniache, scambiando le loro anime con poteri magici.

Una capacità spesso attribuita alle streghe, e molto presente nelle rappresentazioni popolari, è quella di volare su una scopa per partecipare ai loro incontri segreti notturni, spesso destinati a praticare il male o compiere empietà. Questa immagine ha contribuito alla rappresentazione stereotipata delle streghe che volano sui manici di scopa. Alcuni storici ritengono che questa immagine possa essere stata ispirata da esperienze legate al consumo di piante allucinogene o di sostanze psicotrope. Le cerimonie e i rituali sciamanici con queste piante potrebbero dare l'impressione di volare o galleggiare, il che potrebbe aver contribuito a questa immagine. Anche la raffigurazione della strega che vola su una scopa potrebbe avere origine in antichi riti pagani. Molte tradizioni pagane includevano danze e cerimonie all'aperto in cui le persone "saltavano" in tondo o giravano su se stesse come parte di rituali celebrativi. Questi movimenti potrebbero essere letteralmente interpretati come "volare" su una scopa. È stato anche suggerito che volare su una scopa potrebbe avere una connotazione sessuale. La scopa era considerata un simbolo fallico e il volo poteva essere interpretato come un atto di trasgressione sessuale. Questo aspetto potrebbe essere stato incorporato nella leggenda della strega come forma di demonizzazione e controllo sessuale.

Inoltre, le streghe sono state spesso descritte come donne seducenti e misteriose che usano i loro poteri per manipolare gli uomini. Questa rappresentazione è radicata nella paura dell'individualità e del potere femminile e ha portato a stereotipi negativi sulle donne nella società. Purtroppo, nelle società patriarcali, le donne sono state spesso considerate inferiori agli uomini e sospettate di avere poteri segreti o influenze negative. E fu proprio la paura delle donne che sfidavano le norme sociali o godevano di una certa indipendenza a contribuire all'immagine della strega come figura minacciosa e seducente. La stregoneria era considerata una forma di ribellione contro la dominazione maschile. L'immagine della strega seducente era fortemente influenzata dalla paura della sessualità femminile. Le streghe venivano accusate di partecipare a riti sessuali e orgiastici durante i loro sabba, un aspetto che veniva enfatizzato nella propaganda contro di loro. La sessualità "inappropriata" o "peccaminosa" era associata alle streghe come una minaccia alla moralità sociale. La demonizzazione delle streghe era, quindi, un mezzo per mantenere il controllo sociale, uno stereotipo che giustificava la caccia alle streghe e le persecuzioni: presentare le streghe come una minaccia sessuale e sociale avrebbe potuto rendere più accettabili le misure repressive adottate nei loro confronti. Queste donne diventavano i capri espiatori di tutte le disgrazie , spesso ritenute responsabili di calamità, malattie e altri eventi dannosi, e attribuire loro poteri malefici potrebbe aiutare a spiegare questi fenomeni.

La letteratura e la cultura popolare hanno contribuito a perpetuare questi stereotipi. Opere come il Malleus Maleficarum (un libro con la missione specifica di sopprimere tutto ciò che è considerato eresia, compresa la stregoneria) e opere teatrali, tra cui il Macbeth di Shakespeare, hanno cementato per sempre l'immagine negativa delle streghe nella coscienza comune.

Durante il periodo medievale, tutte queste idee ebbero conseguenze devastanti. La Chiesa cattolica considerava la stregoneria un'eresia e una forma di idolatria contraria alla dottrina cristiana. Era associato al diavolo e alla magia nera e si credeva che le streghe stringessero patti con il diavolo per ottenere poteri soprannaturali.

In particolare, la persecuzione cominciò a diffondersi in tutta Europa tra il XII e il XIII secolo, ma raggiunse il suo apice tra il XVI e il XVII secolo, soprattutto con la Riforma protestante e l'Inquisizione. Le donne furono le principali vittime di queste persecuzioni, ma uomini e bambini non furono risparmiati.

Durante questo periodo le persone venivano spesso torturate per estorcere confessioni e venivano considerate colpevoli fin dall'inizio. La tortura includeva il "dominicanesimo", in cui le mani e i piedi di una persona venivano legati dietro la schiena, poi sollevati da terra e tirati su e giù per estorcere una "confessione". Gli imputati venivano processati in tribunali speciali, dove spesso veniva invocato il "giudizio di Dio", con l'argomento che se la persona era sopravvissuta alla dura prova a cui era stata sottoposta, allora era colpevole. Uno dei metodi utilizzati era il famoso "bagno delle streghe", in cui la persona veniva gettata in acqua, legata ad un peso. Se affondava sul fondo dell'acqua era considerato innocente, ma se galleggiava era considerato colpevole di stregoneria, a causa di un presunto patto con il diavolo.

Le accuse di stregoneria spesso derivavano da credenze popolari e paure diffuse. Ad esempio, le donne anziane che vivevano da sole o che avevano conoscenze mediche erano spesso considerate streghe. Inoltre, una persona potrebbe diventare il capro espiatorio della comunità in caso di eventi avversi come carestie o malattie.

Si stima che migliaia di persone furono perseguitate e uccise durante la caccia alle streghe nel Medioevo. Tuttavia, nel corso del XVII secolo, le persecuzioni iniziarono a diminuire nell'Europa occidentale, grazie all'influenza dei movimenti illuministi e all'istituzione di sistemi giuridici più razionali, rendendo le accuse di stregoneria sempre più rare.

Come già accennato, la caccia alle streghe raggiunse il suo apice tra il XVI e il XVII secolo. In quel periodo si stava diffondendo in tutta Europa la Riforma protestante e cresceva un clima di paura e di ansia per la diffusione di nuove idee religiose. Molti, sia cattolici che protestanti, credevano che il diavolo corrompesse la società e allontanasse le persone dalla vera fede. Pertanto, la caccia alle streghe divenne un mezzo per combattere la presunta influenza demoniaca ed eliminare coloro accusati di collaborare con le forze del diavolo.

Tra le accuse più comuni c'erano la pratica della magia nera, i rapporti sessuali con il diavolo e i rituali pagani. Le accuse di stregoneria erano solitamente basate su sospetti, lamentele di vicini o rivali, oppure sulla presunta presenza del "marchio del diavolo", cioè un neo sull'interno coscia, come nel caso dei "processi alle streghe". ", negli Stati Uniti, nel 1692.

Parliamo anche della caccia alle streghe americana, un periodo oscuro della storia coloniale degli Stati Uniti avvenuta tra il 1692 e il 1693 a Salem (Massachusetts). Questa caccia alle streghe è uno dei casi più noti di isteria di massa e di persecuzione di individui accusati di praticare la stregoneria. Tutto ebbe inizio quando diverse giovani donne, tra cui Elizabeth Parris e Abigail Williams, iniziarono a mostrare comportamenti insoliti e segni di isteria. Elisabetta, nata nel 1682, era la figlia del reverendo Samuel Parris, ministro puritano della città di Salem. Nel gennaio 1692, all'età di nove anni, Elisabetta e sua cugina Abigail Williams, ospiti a casa del reverendo, iniziarono a comportarsi in modo strano: convulsioni, urla e allucinazioni. Anche Elisabetta cominciò a strisciare sotto le sedie, ad abbaiare come un cane e a contorcersi in posture disumane: questi sintomi furono erroneamente attribuiti alla possessione da parte di spiriti maligni. Le due ragazze, insieme ad altri giovani, accusarono tre donne del posto di essere streghe e di tormentarle. Tra le prime ad essere accusate c'è Tituba, la schiava del reverendo Parris, che si ammette colpevole dopo essere stata selvaggiamente picchiata. Poi è arrivata Sarah Good, una senzatetto emarginata che, nonostante abbia negato tutte le accuse, è stata processata e giustiziata. Infine, venne accusata ingiustamente anche Sarah Osborne, che aveva già suscitato polemiche nella comunità puritana.

Questi eventi innescarono una serie di arresti e processi per stregoneria nella colonia del Massachusetts, che in seguito si diffusero nelle comunità vicine. Gli imputati sono stati portati davanti ai tribunali locali e processati sulla base delle testimonianze di ragazze che affermavano di essere state tormentate da queste donne. L'isteria di massa si diffuse a macchia d'olio. Inoltre, le ragazze affermavano di vedere spiriti e demoni, portando a nuove accuse contro i cittadini di Salem.

Con il passare del tempo questa caccia alle streghe cominciò a perdere credibilità e fu sempre più criticata. Le accuse si indebolirono quando furono coinvolte famiglie influenti e le autorità iniziarono a mettere in dubbio l'attendibilità delle testimonianze delle ragazze. La barbarie ebbe fine nel 1693, quando le autorità iniziarono a liberare i prigionieri e a scagionare gli imputati. Elizabeth Parris e Abigail Williams vissero a lungo, ma si sa poco della loro vita successiva. La caccia alle streghe di Salem ha lasciato un segno indelebile nella storia americana. Le autorità locali hanno successivamente chiesto scusa per gli errori commessi durante i processi e molti dei condannati sono stati riabilitati postumi. Il caso Salem è diventato un esempio del pericolo di isteria di massa e false accuse.

La persecuzione e la caccia alle streghe erano presenti sia nelle comunità cattoliche che protestanti, sebbene esistessero differenze significative nel modo in cui venivano affrontate. Ad esempio, nel Sacro Romano Impero, l'Inquisizione cattolica era responsabile delle indagini e della punizione dei sospettati di stregoneria, mentre nelle aree protestanti erano spesso organizzati tribunali locali. Si stima che durante questo periodo siano state uccise migliaia di persone, sia nel continente europeo che all'estero.

Col passare del tempo, la persecuzione cominciò a diminuire, in parte grazie all'Illuminismo e alla diffusione di idee razionali che sfidavano le credenze tradizionali sulla stregoneria. Anche lo sviluppo del potere secolare contribuì ad arginare il fenomeno.

Oggi molte persone che si identificano come streghe appartengono a movimenti religiosi neopagani come la Wicca. Sebbene, come abbiamo detto, stregoneria e Wicca siano due movimenti diversi, si influenzano a vicenda in modo permanente. La Wicca è una religione eclettica che consente ai praticanti di adattare le proprie credenze e pratiche ai propri bisogni e preferenze, consentendo un alto grado di individualità nelle pratiche Wiccan. Nei paesi occidentali, molte di queste pratiche sono legali e protette dalla libertà religiosa, consentendo alle persone di praticare la propria fede senza timore di discriminazioni o persecuzioni.

In alcuni movimenti femministi, il termine "strega" è stato adottato positivamente come simbolo del potere femminile, della ribellione contro l'ingiustizia e della connessione con l' energia e la natura femminili. Le streghe sono viste come figure ribelli che si oppongono all'autorità patriarcale e alle tradizionali norme di genere. Molte donne nel movimento femminista si sono avvicinate alla Wicca e alla spiritualità attraverso una connessione con la natura in generale. Questo movimento è conosciuto come Wicca Dianica (già brevemente accennato nella prima parte del libro), con la sua enfasi sulla Dea, celebrata e onorata in tutte le sue manifestazioni. La Dea è vista come la fonte di tutta la creazione e il principio divino predominante. Sebbene molte tradizioni dianiche siano aperte solo alle donne, esistono anche varianti aperte agli uomini, lasciando la decisione nelle mani dei singoli coven (gruppi di praticanti). Questo movimento Wiccan incoraggia l'espressione creativa attraverso l'arte, la musica, la danza e altre forme artistiche. La magia gioca un ruolo centrale in questa tradizione. È importante sottolineare che Dianic Wicca promuove la solidarietà, la sorellanza e l'emancipazione delle donne, essendo strettamente legata al movimento femminista e sostenendo l'uguaglianza di genere e l'emancipazione delle donne.

Inoltre, con l'avvento della tecnologia, sono emerse comunità Wiccan online, come forum, pagine e gruppi sui social network e siti web specializzati, che svolgono un ruolo cruciale nell'espansione e nella condivisione della conoscenza Wiccan e nella creazione di una rete globale di praticanti. Queste comunità online consentono ai praticanti di condividere le proprie conoscenze, esperienze, rituali e risorse. Ciò è particolarmente utile per coloro che sono nuovi alla Wicca e vogliono trarre beneficio dall'esperienza degli altri. Inoltre, forniscono uno spazio in cui i praticanti Wiccan possono connettersi, condividere preoccupazioni e ricevere supporto da altri membri, il che è particolarmente importante per coloro che non hanno accesso a una comunità Wiccan locale. Questi spazi incoraggiano la discussione e il dibattito aperti su una varietà di argomenti legati alla Wicca e alla stregoneria, incoraggiando il pensiero critico e il confronto di opinioni diverse all'interno della comunità. Numerosi siti web e forum Wiccan offrono guide informative e articoli su vari aspetti della pratica, come i sabba, la magia, l'uso di erbe e cristalli, ecc. I praticanti condividono le loro esperienze personali, inclusi i risultati di pratiche magiche, visioni durante la meditazione, ecc., ispirando e arricchendo la pratica degli altri membri.

Alcune comunità online ospitano eventi virtuali, webinar, conferenze e incontri in cui i professionisti possono partecipare e condividere le proprie conoscenze. I Wiccan si riuniscono spesso in pubblico per celebrare i Sabbat con rituali, danze, canti e cerimonie all'aperto. Molti gruppi ospitano sessioni di studio in cui i membri possono esplorare insieme argomenti legati alla Wicca, come storia, teologia, magia e divinazione. I ritiri spirituali, dal canto loro, permettono ai devoti di immergersi nella propria pratica spirituale lontano dalle distrazioni quotidiane : questi eventi includono spesso meditazioni guidate, sessioni di divinazione, corsi di formazione e momenti di condivisione. Le conferenze Wiccan sono eventi su larga scala in cui esperti e leader Wiccan condividono le loro conoscenze con un vasto pubblico. Questi eventi includono tipicamente conferenze, workshop, sessioni di domande e risposte e l'opportunità di interagire con autori e insegnanti rinomati. PantheaCon è una delle conferenze più grandi e riconosciute per la comunità Wiccan e Pagana. Si tiene a San Jose, in California, e attira partecipanti da tutto il mondo. Offre una vasta gamma di presentazioni, rituali e sessioni di discussione su vari aspetti della spiritualità pagana, inclusa la Wicca. Il Pagan Spirit Gathering è un festival annuale che si tiene in varie località degli Stati Uniti e organizzato da Circle Sanctuary, un'organizzazione wiccan e pagana. WitchCon è una conferenza online che offre una vasta gamma di presentazioni e workshop tenuti da praticanti, autori e insegnanti Wiccan esperti, che trattano argomenti come magia, divinazione, storia e filosofia Wiccan. I professionisti esperti possono anche condurre corsi e workshop per aiutare gli altri a sviluppare le proprie abilità e conoscenze Wiccan. Questi corsi possono riguardare magia, divinazione, preparazione erboristica, arti runiche e molto altro.

Detto questo, è importante notare che, sebbene le comunità Wiccan online offrano molti vantaggi, è fondamentale utilizzare e filtrare attentamente le informazioni condivise e ricevute online. Poiché la Wicca è una religione molto personale, le pratiche e le credenze possono variare considerevolmente da un individuo all'altro. Pertanto, è consigliabile esaminare criticamente le fonti e cercare il sostegno di esperti o leader di tradizioni riconosciute quando si apprende e si pratica la Wicca.

Capitolo 7. Erbe, pozioni, cristalli e talismani

In questo capitolo complementare daremo uno sguardo un po' più "pratico" ad alcuni degli elementi che possono essere associati alla spiritualità del mondo Wiccan, ma anche alla stregoneria.

Cominciamo dalle piante. Quali sono i più comuni? Come vengono utilizzati e per quale scopo?

Cominciamo con un riassunto delle erbe che ogni Wiccan dovrebbe conoscere:

- Salvia: utilizzata per purificare l'ambiente e respingere le energie negative. La salvia bianca, in particolare, è apprezzata per eliminare le energie dannose. Inoltre, la sua fragranza favorisce una sensazione di pace interiore e benessere, aiutando a ridurre stress e ansia: molte persone, ad esempio, l'accendono prima di andare a letto per assicurarsi un sonno tranquillo. In alcune culture viene utilizzato nelle cerimonie di esorcismo o per spaventare gli spiriti maligni. Nelle pratiche Wiccan e sciamaniche, la salvia bianca viene utilizzata per la purificazione personale prima dei rituali.

- Rosmarino: spesso utilizzato per purificare gli spazi sacri, gli strumenti rituali e anche le persone. Può essere bruciato come incenso, usato in pozioni o come acqua santa per rimuovere le energie negative. Associato alla protezione magica, molti Wiccan lo usano per creare barriere energetiche o talismani protettivi. Il rosmarino migliora la lucidità mentale, la concentrazione e la memoria. Viene spesso utilizzato nei rituali per favorire la concentrazione e l'acquisizione della saggezza. Alcuni Wiccan usano il rosmarino per attirare l'amore o promuovere felicità e prosperità nelle loro vite; Viene utilizzato anche nei rituali per migliorare la situazione finanziaria. Nella Wicca, infine, il rosmarino è considerato sacro e rappresenta l'elemento Terra: utilizzarlo nei rituali è un modo per onorare e connettersi con la natura.

- Lavanda: associata alla pace e al relax. Per le sue proprietà rilassanti viene spesso utilizzato per favorire la calma mentale in situazioni di stress. Nella Wicca, la lavanda viene spesso utilizzata nei rituali di guarigione, promuovendo il recupero fisico e spirituale e calmando il dolore fisico ed emotivo. La lavanda favorisce un sonno ristoratore e sogni lucidi: è normale mettere una bustina di lavanda sotto il cuscino o bruciarne un po' prima di andare a letto. Spesso associato alla luna, viene utilizzato per la meditazione durante le fasi lunari. Nella Wicca la lavanda viene utilizzata anche per consacrare oggetti rituali o spazi sacri prima dei rituali .

- Camomilla: questa pianta è nota anche per le sue proprietà calmanti, per questo motivo viene solitamente assunta come infuso prima di un rituale o di un lavoro magico. In alcune pratiche, la camomilla è associata alla giovinezza e alla bellezza, motivo per cui viene utilizzata nei rituali per preservare la giovinezza e la bellezza fisica.

- Menta: il vivace aroma della menta solleva il morale e porta gioia. Ecco perché viene utilizzato nei rituali per promuovere la felicità e un atteggiamento positivo nei confronti della vita. La menta piperita è spesso associata al Sabbat di Beltane, una festa che celebra la primavera e l'amore, ed è utilizzata nei rituali e nelle decorazioni del Sabbat.

- Rose: le rose sono generalmente associate all'amore, in particolare all'amore romantico. Possono essere utilizzati in rituali e incantesimi legati all'amore, alla passione e alle relazioni. Le rose sono considerate fiori di straordinaria bellezza e vengono spesso utilizzate per celebrare e promuovere la bellezza, sia fisica che spirituale. Le spine, da parte loro, simboleggiano la protezione, quindi vengono utilizzate negli incantesimi per proteggere se stessi o i propri strumenti magici.

- Mughetto: Conosciuto anche come Convallaria majalis, è un piccolo fiore bianco a forma di campana dal profumo delicato e dolce. Nella Wicca è spesso associato ai concetti di purezza e innocenza per il suo aspetto delicato e la sua fragranza. Può essere utilizzato nei rituali che segnano un nuovo inizio. Poiché il mughetto è noto per la sua capacità di diffondersi rapidamente, simboleggia anche la fertilità e la rinascita e viene utilizzato nei rituali associati alla prosperità e alla fertilità. In alcune tradizioni il mughetto è considerato un modo per stabilire un legame con il mondo degli spiriti o per attirare la presenza di spiriti benevoli.

- Agrifoglio: comune nelle celebrazioni Wiccan, associato all'energia invernale e alla sopravvivenza durante le stagioni fredde. Viene utilizzato nelle decorazioni natalizie per rappresentare la continuità della vita anche in inverno. Associato al ringiovanimento e all'immortalità, viene utilizzato nei rituali per rivitalizzare l'energia o promuovere la longevità. Rispettare l'etica della raccolta sostenibile è essenziale per qualsiasi pianta o erba utilizzata nelle pratiche magiche e Wiccan. Se decidete di utilizzare l'agrifoglio, potete farlo sotto forma di rami, foglie o bacche .

- Sangue di drago: il sangue di drago (una resina particolare) viene spesso utilizzato per protezione. Può essere bruciato o utilizzato per ungere oggetti magici, come candele o amuleti, ma anche per creare uno scudo energetico contro energie negative o influenze dannose. Molti praticanti credono che il "sangue di drago" possa intensificare l'energia di rituali e incantesimi. Si ritiene che aggiungendo una piccola quantità di questa resina all'incenso o alle pozioni, si aumenti l'efficacia dei rituali magici. Alcuni Wiccan credono che possa essere usato per ripristinare l'equilibrio e l'armonia tra elementi o energie opposte. Ad esempio, può essere utilizzato per bilanciare gli elementi fuoco e terra in un rituale.
Ma questa resina può essere utilizzata anche per facilitare la comunicazione con gli spiriti e gli dei, e può essere bruciata come offerta durante i rituali di invocazione. Alcuni praticanti credono anche che il "sangue di drago" possa essere utilizzato per aumentare la forza interiore, la determinazione e il coraggio.

- Santolina: detta anche "erba sacra" o "santolina comune" (Santolina chamaecyparissus), è una pianta aromatica originaria del Mediterraneo utilizzata in alcune pratiche magiche e Wiccan. Va però precisato che la santolina è meno diffusa rispetto ad altre erbe magiche di uso più comune. In alcune pratiche Wiccan, la santolina è associata alla stregoneria e alla magia femminile. Può essere utilizzato in rituali specifici per celebrare la divinità femminile o per onorare il legame con il ciclo lunare. Puoi usare la santolina come incenso, preparare un olio magico a base di santolina o realizzare dei sacchetti da portare con te.

- Muschio irlandese: il muschio irlandese (Chondrus Crispus), noto anche come "muschio della carragenina" o "muschio irlandese", è una pianta marina che cresce sulle coste rocciose del Nord Atlantico. Viene utilizzato in alcune pratiche magiche e Wiccan, ma le sue applicazioni sono meno comuni rispetto ad altre erbe o piante utilizzate nella magia Wiccan. Il muschio irlandese viene talvolta utilizzato nei rituali di purificazione, così come altre erbe utilizzate per rimuovere energie negative o indesiderate da uno spazio o da oggetti. Può essere utilizzato, ad esempio, per pulire e purificare strumenti magici. Cresce nelle regioni costiere e può essere associato all'energia dell'acqua e della luna, quest'ultima ha un'influenza diretta sulle maree.

- Verbena: questa pianta è molto apprezzata nella Wicca. La verbena può essere utilizzata per aiutare nelle pratiche di meditazione e divinazione: alcuni praticanti credono che aiuti ad aprire la mente e promuova la chiarezza della percezione psichica. Nella tradizione Wicca è associato ai guerrieri e alla forza psichica, quindi può essere utilizzato per aumentare il coraggio e la forza interiore. La verbena può essere utilizzata in diversi modi: erba essiccata, olio essenziale o infuso. Puoi bruciarlo, indossarlo come amuleto, incorporarlo in pozioni o infusi o usarlo in cerimonie rituali a seconda delle tue intenzioni e pratiche specifiche.

- Cedro: spesso utilizzato per creare strumenti magici, come le bacchette. È un albero maestoso, spesso associato alla saggezza e al potere della natura, e può essere utilizzato per celebrare la connessione con la Terra e la spiritualità basata sulla natura. In alcune tradizioni Wiccan, il cedro è associato a prosperità, ricchezza e abbondanza. Può essere utilizzato negli incantesimi per migliorare la situazione finanziaria di una persona o per promuovere l'abbondanza nella sua vita.

Vediamo come creare pozioni con questi oggetti.

- **Pozione purificatore di salvia :**

Ingredienti :

salvia secca
Acqua naturale

Procedura :

Raccogli una manciata di salvia secca. Puoi raccoglierla fresca o acquistarla da un erborista.

Portare a ebollizione una pentola d'acqua. Dovrebbe esserci abbastanza acqua per coprire la quantità di salvia utilizzata.

Aggiungere la salvia essiccata all'acqua bollente.

Lascia cuocere a fuoco lento la salvia nell'acqua per circa 10-15 minuti. Mentre la salvia cucina, concentra la tua mente sulla purificazione e sull'eliminazione delle energie negative.

Dopo aver fatto bollire la salvia per un po', spegni il fuoco e lascia raffreddare la pozione.

Filtra l'acqua per rimuovere la salvia secca.

La pozione di salvia è ora pronta. Puoi usarlo per purificare oggetti o spazi, o anche cospargerlo su te stesso per la tua pulizia personale.

- **Pozione di meditazione salvia:**

Ingredienti:

salvia secca
lavanda essiccata
camomilla essiccata
Una tazza di acqua bollente

Procedura:

In una tazza vuota, mescolare una piccola quantità di salvia essiccata, lavanda e camomilla. Puoi adattare le quantità alle tue preferenze personali.

Porta l'acqua a ebollizione.

versare acqua bollente sulla miscela di erbe nella tazza.

Coprite la tazza con un piattino e lasciate in infusione per 5-10 minuti.

Mentre l'infuso si raffredda leggermente, concentra la tua mente sulla meditazione e sul rilassamento.

Bevi lentamente la pozione di salvia e rilassati. Può aiutarti a entrare in uno stato meditativo e calmare la mente.

- **Pozione rosmarino protettivo :**

Ingredienti :

1 cucchiaino di rosmarino essiccato
1 bicchiere d' acqua bollente

Procedura :

Porta l'acqua a ebollizione.
Metti il rosmarino essiccato in una tazza vuota.
Versare acqua bollente sul rosmarino.
Coprite la tazza con un piattino e lasciate in infusione per 10-15 minuti.
Durante l'infusione concentra le tue intenzioni sulla protezione di te stesso e sull'eliminazione delle energie negative.
Dopo aver lasciato raffreddare leggermente la pozione, rimuovere il rosmarino o filtrare l'acqua per rimuovere gli aghi di rosmarino.
La pozione al rosmarino è ora pronta. Puoi usarlo per purificare e proteggere la tua casa o te stesso dalle influenze negative.

- **Pozione alla lavanda per sogni lucidi:**

  Ingredienti :

  1   un cucchiaino di fiori di lavanda essiccati
  1   un cucchiaino di foglie di menta essiccate

  1 tazza di acqua bollente

  1 cucchiaino di miele (facoltativo)

  Procedura:

Porta l'acqua a ebollizione. Mettete i fiori di lavanda e le foglie di menta in una tazza. Versare l'acqua bollente sul composto. Copri la tazza e lasciala in infusione per 10-15 minuti. Durante l'infusione, concentra la tua mente sull'obiettivo del sogno lucido. Visualizza te stesso nel tuo sogno, consapevole che stai sognando. Se lo desideri, aggiungi un cucchiaino di miele per addolcire la pozione. Filtra la pozione per rimuovere i fiori di lavanda e le foglie di menta. Bevi lentamente la pozione prima di andare a letto continuando a concentrarti sulle tue intenzioni. È importante tenere un diario dei sogni accanto al letto per annotare tutti i sogni che ricordi.

- **Pozione magica di bellezza con camomilla:**

Ingredienti:

1 cucchiaino di fiori di camomilla essiccati

1 tazza di acqua bollente

1 pietra (opale o quarzo rosa, ad esempio)

una candela bianca

Procedura:

Accendi la candela bianca e trova un posto tranquillo e privo di distrazioni per il tuo rituale. Mentre la candela brucia, concentra la tua mente sul concetto di bellezza interiore ed esteriore. Visualizza te stesso circondato da una luce radiosa e confida nella tua bellezza. Portate a bollore l'acqua e mettete i fiori di camomilla in una tazza. Versare l'acqua bollente sulla camomilla e coprire la tazza. Mentre la pozione si prepara, continua a concentrarti sulla tua bellezza e sulle qualità che desideri evidenziare. Dopo 5-10 minuti, filtra la pozione per rimuovere i fiori di camomilla. Aggiungi la pietra alla tazza. Visualizza la pietra che emana luce e potere e immagina che la bellezza fluisca verso di te attraverso di essa. Bevi la pozione lentamente, godendone il sapore e concentrandoti sulla bellezza che desideri. Quando hai finito, spegni la candela. Tieni la pietra preziosa con te o vicino al tuo spazio personale per attirare e aumentare la bellezza nella tua vita.

- **Pozione di menta magica per Beltane:**

Ingredienti:

1 cucchiaino di foglie di menta essiccate (o qualche foglia fresca)

1 tazza di acqua bollente

1 cucchiaio di miele (preferibilmente miele locale)

Petali di rosa rossa (facoltativo)

una candela rossa

Procedura:

Accendi la candela rossa in un luogo tranquillo senza distrazioni. La candela rossa simboleggia la passione e l'amore, elementi chiave di Beltane. Mentre la candela brucia, rifletti sulla passione e sull'amore nella tua vita. Visualizza le relazioni, l'amore e la gioia che desideri. Portare a bollore l'acqua e mettere in una tazza alcune foglie di menta. Versare l'acqua bollente sulla menta e coprire la tazza. Lascia riposare la menta per 5-10 minuti. Dopo l'infusione, filtrare la pozione per eliminare le foglie di menta. Aggiungi il miele alla pozione. Il miele rappresenta la dolcezza dell'amore e della passione. Se hai petali di rose rosse, puoi aggiungerli alla pozione per evidenziare ancora di più l'amore e la bellezza. La rosa rossa è associata a Venere, la dea dell'amore. Bevi la pozione lentamente, immaginando di assorbire l'energia di Beltane, passione e amore. Spegni la candela quando hai finito. Per il resto di Beltane, puoi portare la pozione con te o offrirla alla natura come dono rituale.

- **Pozione di rosa magica per le relazioni:**

Ingredienti:

Petali di rosa rossa (freschi o secchi)

1 bicchiere d'acqua

Miele (preferibilmente miele locale)

una candela rosa

Una piccola ametista (pietra associata all'amore e alle relazioni)

Procedura:

Accendi la candela rosa che rappresenta l'amore e l'armonia nelle relazioni. Mentre la candela brucia, pensa alle relazioni che desideri migliorare o rafforzare. Concentrarsi sull'amore, sulla comprensione reciproca e sulla comunicazione. Far bollire l'acqua e aggiungere i petali di rosa. Lascia riposare i petali di rosa nell'acqua per 5-10 minuti per creare un'infusione di rose. Filtra la pozione per eliminare i petali di rosa e conserva solo il liquido profumato. Aggiungi un cucchiaino di miele. Prima di bere la pozione, prendi tra le mani la piccola ametista e concentrati sulla tua intenzione di rafforzare le tue relazioni. Bevi la pozione lentamente, immaginando di nutrire il tuo cuore con amore e armonia. Quando hai finito, spegni la candela. Tieni con te l'ametista come talismano per facilitare relazioni armoniose.

- **Pozione magica del mughetto per la fertilità**

Necessario:

Fiori di mughetto freschi o secchi
una candela bianca
Una piccola borsa di tela bianca

La procedura.

Assicurati di essere in un luogo tranquillo, senza distrazioni, e accendi la candela bianca. Chiudi gli occhi e rilassati. Immagina che una luce bianca brillante ti circondi, portando con sé un'energia di fertilità e rinnovamento. Prendete i fiori del mughetto e metteteli in un sacchetto di stoffa bianca. Mentre lo fai, concentra la tua intenzione sulla fertilità e sul rinnovamento che desideri nella tua vita. Tieni la borsa tra le mani e pronuncia una benedizione o una preghiera che esprima la tua intenzione. Ad esempio: "Con il potere del mughetto chiedo fertilità e un nuovo inizio. Possa la mia vita essere benedetta dalla gioia di una nuova vita". Posiziona la borsa accanto alla candela accesa e lascia che la sua energia carichi la borsa. Quando ti senti pronto, spegni la candela con gratitudine. Conserva la borsa in un posto speciale o sotto il cuscino per rafforzare le tue affermazioni.

- **Pozione magica di agrifoglio per ringiovanire :**

Ingredienti:

Foglie di agrifoglio (fresche o secche)

Acqua naturale

una pentola

una candela verde

un piccolo specchio

Procedura:

Accendi la candela verde e posizionala davanti a te. Mettete l'acqua nella pentola e portatela a ebollizione. Mentre l'acqua si riscalda, pensa alla tua intenzione di ringiovanire e alla giovinezza interiore che desideri manifestare. Aggiungere le foglie di agrifoglio all'acqua bollente. Visualizza l'energia dell'agrifoglio che si diffonde nell'acqua e la carica di proprietà ringiovanenti. Lascia bollire le foglie di agrifoglio nell'acqua per 5-10 minuti. Spegni il fuoco e lascia raffreddare la pozione. Mentre la pozione si raffredda, guarda il tuo riflesso nello specchio. Visualizza te stesso come vorresti apparire, giovane e pieno di vitalità. Quando la pozione si sarà raffreddata a una temperatura sopportabile, bevila lentamente continuando a visualizzare il ringiovanimento che desideri. Dopo aver bevuto la pozione, guarda di nuovo il tuo riflesso nello specchio. Visualizza l'energia dell'agrifoglio che scorre attraverso di te e ti ringiovanisce dall'interno. Spegni la candela in segno di gratitudine per l'energia che hai evocato. Puoi ripetere questa pozione periodicamente per mantenere la tua intenzione di ringiovanire.

- **Pozione di coraggio ed equilibrio con sangue di drago:**

Ingredienti:

Sangue di drago (resina o olio essenziale)

una candela rossa

Un cristallo di tormalina nera o un occhio di tigre (per protezione)

Una piccola pentola

una bottiglia di vetro

Un foglio di carta

Una penna

una ciotola di sale

Procedura:

Inizia pulendo e purificando il tuo spazio di lavoro. Accendi la candela rossa per creare un'atmosfera magica. Prendi la tormalina nera o il cristallo occhio di tigre e tienilo tra le mani, concentrandoti sulla tua intenzione di acquisire coraggio ed equilibrio. Visualizza te stesso in situazioni in cui hai bisogno di coraggio e immagina quanto ti senti equilibrato e sicuro di te. Metti un po' di sangue di drago (puoi usare resina o olio essenziale) nella padella. Riscalda delicatamente il sangue di drago a fuoco molto basso finché non inizia a sciogliersi e a rilasciare il suo aroma. Ciò migliorerà l'energia del sangue del drago. Scrivi sulla carta l'obiettivo del tuo incantesimo, ad esempio: "Chiedo coraggio per affrontare le sfide ed equilibrio per affrontare le situazioni della mia vita". Quando il sangue del drago si sarà sciolto, versatelo nell'acqua e mescolate bene. Versare delicatamente qualche goccia sul pezzo di carta su cui è scritta l'intenzione. Arrotolare la carta con le gocce di sangue di drago e sigillarla con la cera di candela rossa. Posiziona il rotolo di carta, il bicchiere e il barattolo accanto alla candela. Visualizza la luce rossa della candela che ti riempie di coraggio ed equilibrio. Tieni questa immagine nella tua mente finché non sei pronto. Spegnete la candela e interrate il rotolo di carta in un luogo sicuro del giardino o in un vaso di fiori. Ciò rappresenterà la crescita e l'incarnazione della tua intenzione. Conserva il cristallo e il sangue del drago nella tua ciotola di sale per purificarli e caricarli di energia positiva. Ogni volta che hai bisogno di coraggio o equilibrio, prendi il cristallo e concentrati sulla tua intenzione.

- **Pozione per celebrare la divinità femminile con Santolina:**

Ingredienti:

Santolina (foglie secche o fresche)

Una candela bianca o argentata

Una tazza o un bicchiere d'acqua

Un piccolo pezzo di specchio

Incenso a tua scelta (preferibilmente a base di piante o fiori)

Un cristallo di luna o un'ametista (per rafforzare il legame con la divinità femminile)

Un pentacolo o altro simbolo della divinità che desideri onorare

Procedura:

Prima di iniziare, purifica te stesso e il tuo spazio di lavoro. Puoi farlo con una breve meditazione o una preghiera personale. Accendi qualche incenso per purificare ulteriormente l'ambiente e creare un'atmosfera magica. Posiziona la candela bianca o argentata al centro del tuo spazio di lavoro. Simboleggia la luce della divinità femminile.

Accendi la candela con cura e concentrazione, pronunciando un'invocazione alla divinità che desideri onorare. Ad esempio: "Oh Dea [nome della divinità], ti invoco e ti do il benvenuto in questo spazio sacro. Sii presente tra noi e condividi la tua saggezza e la tua luce con amore". Metti il calice o la ciotola contenente l'acqua davanti alla candela. L'acqua rappresenta l'elemento femminile, l'intuizione e l'emozione.

Accanto al calice, posiziona il pezzo di specchio, che simboleggia la riflessione e la conoscenza di sé. Mettere qualche foglia di santolina accanto al calice o nell'acqua. La Santolina è associata alla purificazione, alla protezione e all'intuizione, rafforzando il legame con la divinità femminile. Prendi il cristallo lunare o l'ametista e tienilo tra le mani, concentrando la mente sulla divinità e sulla tua intenzione di onorarla. Prenditi un momento per meditare o pregare, aprendo il tuo cuore alla presenza del divino femminile e cercando la sua guida o ispirazione. Quando sei pronto, esprimi la tua gratitudine al Divino e spegni la candela. Conserva il cristallo di luna o l'ametista come ricordo di questa celebrazione e come amuleto per rafforzare il tuo legame con la divinità femminile. Usa l'acqua con foglie di santolina per purificare te stesso o il tuo spazio, secondo necessità.

- **Pozione per combattere l'energia negativa con muschio irlandese:**

Ingredienti:

Muschio irlandese (secco o fresco)

Una candela bianca o nera (per rappresentare la purificazione)

Un cristallo nero, come l'ossidiana o l'ematite (per assorbire le energie negative)

Incenso alla salvia o al rosmarino (per purificare la zona)

Un pentacolo o un amuleto protettivo (facoltativo)

Una piccola borsa di stoffa

Procedura:

Inizia purificando te stesso e il tuo spazio di lavoro con una breve meditazione o preghiera personale. Accendi un po' di incenso alla salvia o al rosmarino per purificare ulteriormente lo spazio. Accendi con attenzione la candela bianca o nera, concentrando la mente sulla sua fiamma e recitando un'invocazione alla luce e alla purificazione. Ad esempio: "Possa la luce di questa candela purificare e proteggere questo spazio da ogni energia negativa". Posiziona il cristallo nero davanti alla candela. Visualizza che il cristallo assorbe tutte le energie negative presenti. Prendi alcune foglie di muschio irlandese e posizionale attorno al vetro nero. Il muschio irlandese ha proprietà protettive e può aiutare a respingere le energie indesiderate. Se lo desideri, puoi anche posizionare un pentacolo o un amuleto protettivo vicino al cristallo.

Concentrati sulla tua intenzione di respingere le energie negative e proteggere te stesso o il tuo spazio. Visualizza un'aura di luce che circonda il tuo essere o il luogo in cui ti trovi. Dopo aver meditato o pregato per un po', dì una preghiera di protezione o chiedi aiuto alle energie divine o agli spiriti guida, se lo desideri. Quando ti senti pronto, spegni la candela per essere grato alla sua luce purificatrice. Raccogli il muschio irlandese e il cristallo nero e mettili nel sacchetto di stoffa. Porta la borsa con te o posizionala in un punto chiave del tuo ambiente per una protezione costante.

- **Pozione magica per la forza interiore con verbena:**

Ingredienti:

1 cucchiaino di verbena essiccata (o qualche foglia fresca)

1 bicchiere d'acqua

Miele (facoltativo, per addolcire)

Procedura:

Inizia scaldando una tazza d'acqua, sul fornello o nel microonde. Aggiungi il cucchiaino di verbena essiccata all'acqua calda. Lasciare in infusione la verbena nell'acqua calda per almeno 5-7 minuti. Durante questo periodo, concentra la tua mente sull'aumento della tua forza interiore. Dopo l'infusione, se lo si desidera, è possibile aggiungere il miele per dolcificare. Nella magia, il miele è associato all'energia e alla vitalità. Prima di bere la pozione, concentra la tua intenzione sulla forza interiore che desideri acquisire. Visualizza un flusso di energia positiva che entra in te, rendendoti più forte e determinato. Bevi la pozione lentamente, assaporando ogni sorso e concentrandoti sulle tue intenzioni. Quando hai finito di bere, prenditi un momento per ringraziare la verbena e l'energia che hai ricevuto. Puoi ripetere questo rituale e bere questa pozione ogni volta che ne hai bisogno per rafforzare la tua forza interiore.

- **Pozione magica per saggezza e abbondanza al limone:**

Necessario:

Candela di cedro (o candela bianca o marrone se non hai una candela di cedro)

Olio essenziale di cedro (potete usarlo per ungere la candela)

un piccolo pezzo di carta

Una penna o una matita

Procedura:

Prepara il tuo spazio sacro o un luogo tranquillo per eseguire il rituale. Accendi l'incenso di cedro o brucia le foglie di cedro, se le hai. Siediti e rilassati. Chiudi gli occhi, respira profondamente e concentra la mente sulla saggezza e sull'abbondanza che desideri attrarre. Prendi la tua candela di cedro (o una candela bianca/marrone) e ungila leggermente con olio essenziale di cedro. Fallo con concentrazione e visualizza che la candela risplende di una luce chiara e potente. Scrivi le tue intenzioni sulla piccola striscia di carta per attirare saggezza e abbondanza nella tua vita. Scrivi in modo positivo e presente, ad esempio: "Sono pieno di saggezza e abbondanza in tutti gli aspetti della mia vita". Accendi la candela preparata e prendi la striscia di carta con le tue intenzioni. Brucia la striscia di carta con la fiamma della candela e visualizza le energie di saggezza e abbondanza che si diffondono intorno a te. Mentre la striscia di carta brucia, ripeti le tue intenzioni ad alta voce o nella tua mente. Senti queste energie positive entrare nella tua vita. Lascia che la candela bruci quanto vuoi. Durante questo periodo, medita sulla saggezza e sull'abbondanza che desideri. Quando sei pronto, ringrazia le energie che hai invocato e spegni la candela.

Anche i cristalli sono molto comuni nella Wicca, ognuno ha una proprietà specifica e vengono spesso utilizzati per il loro significato simbolico. Alcuni dei _ ulteriore comuni sono:

- **Ametista:** sì Viene spesso utilizzato per protezione, equilibrio e spiritualità e può aiutare la meditazione e la connessione con dimensioni superiori.

- **Quarzo ialino –** Noto per la sua versatilità e viene spesso utilizzato per amplificare l'energia di altre pietre. È collegato a tutti i chakra e può essere utilizzato per la guarigione, la chiarezza mentale e la purificazione.

- **Corniola:** associata all'energia vitale, alla passione e al coraggio. Può essere utilizzato per aumentare la motivazione e la creatività.

- **Turchese:** spesso associato alla protezione, alla comunicazione e all'equilibrio emotivo. Potere favore Lui benessere e serenità .

- **Onice:** associato alla forza e alla stabilità. Viene spesso utilizzato per proteggersi dalle energie negative.

- **Avventurina:** associata alla prosperità, alla fortuna e all'abbondanza. Potere usato per attrarre energia positiva e nuova opportunità .

- **Granato:** associato alla passione, all'amore e all'energia sessuale. Può essere utilizzato per aumentare il desiderio e la vitalità.

- **Citrino:** spesso associato all'abbondanza, alla gioia e all'ottimismo. Può aiutare ad attrarre prosperità e rilasciare energie positive.

- **Labradorite:** spesso associata alla protezione del benessere psichico e all'espansione dei confini. Potere _ utilizzare per migliorare IL capacità intuitivo .

- **Rodocrosite:** associato all'amore, sia verso gli altri che verso se stessi. Potere promuovere la guarigione _ emotivo e _ Scusa .

Nella Wicca, come in molte altre tradizioni magiche e spirituali, gli amuleti sono oggetti significativi usati come protezione o come simboli sacri. Questi sono alcuni degli amuleti più comuni usati nella Wicca:

- **Pentacolo:** rappresenta i cinque elementi (Terra, Aria, Fuoco, Acqua e Spirito) e può essere indossato come amuleto di protezione.

- **Triquetra:** simbolo a tre punte che rappresenta la tripla natura della dea nella Wicca (fanciulla, madre e vecchia), utilizzato per la protezione e la connessione con il Divino Femminile.

- **Chiave di** Salomone – Stella esagonale, spesso chiamata Sigillo di Salomone, utilizzata per proteggere e bilanciare le energie. Può essere indossato o riposto in casa come amuleto per allontanare gli influssi negativi.

- **Occhio di Horus:** simbolo dell'antico Egitto che rappresenta protezione e guarigione. Può essere usato come amuleto per proteggersi dal malocchio e per la visione interiore.

- **Cornicello:** amuleto a forma di corno utilizzato per allontanare il malocchio e attirare la buona sorte. Nella Wicca può essere interpretato come un simbolo di protezione e prosperità.

- **Occhio di tigre** : pietra preziosa spesso indossata come amuleto protettivo. Si ritiene che allontani le energie negative e incoraggi il coraggio e la fiducia.

Capitolo 8. Segni che sono una strega, purifica lo spirito e libera il potenziale spirituale

Ti sei mai chiesta: "Sono una strega?" Se ti è successo almeno una volta nella vita, allora sì, molto probabilmente hai già un legame speciale con la stregoneria. Ricorda però che la via della Stregoneria è una via un viaggio permanente di apprendimento e sviluppo personale, non solo una moda passeggera o un hobby da prendere alla leggera: richiede dedizione, studio e pratica, ma è un viaggio davvero gratificante.

"Ma come faccio a sapere se sono davvero una strega? Ebbene, lascia che te lo spieghi con questi 29 segni!

1. Un'attrazione innata per la natura: la maggior parte delle streghe si sente a casa all'aria aperta. La natura chiama sempre, che si tratti di una foresta, di una spiaggia o anche del tuo giardino. Forse da bambino il tuo posto preferito era circondato dalla natura? Senti ancora il bisogno di rifugiarti lì per ricaricare le batterie? Presta attenzione alle tue emozioni quando pensi alla natura, il tuo interesse potrebbe non essere casuale.

2. Gli animali sono attratti da te: se hai un forte legame con gli animali, se sembrano amarti più degli altri e se sembra che tu riesca a comunicare perfettamente con loro, potresti essere una strega. Gli animali, infatti, possono provare l'empatia delle persone e, grazie a questa sensibilità, instaurano legami profondi con le streghe, che vivono in perfetta armonia con la natura.

3. Le persone sono attratte da te: se le persone vengono da te con i loro problemi o ti chiedono aiuto, potresti avere una predisposizione naturale ad aiutare gli altri. Ciò si ricollega in parte alla figura originaria della strega citata all'inizio del libro, quella della strega-guaritrice in grado di risolvere un'ampia gamma di problemi, sia fisici che emotivi. Le streghe hanno una spiccata propensione ad aiutare le persone a risolvere con successo tutti i loro problemi. D'altro canto, le persone tendono ad aprirsi più facilmente alle streghe, che vengono associate ad una mentalità aperta e tollerante, e sono percepite come donne disposte ad ascoltare senza giudicare: le persone si sentono più a loro agio nel condividere i propri problemi con chi dimostra comprensione ed empatia. . Se ti ritrovi spesso ad ascoltare i problemi degli altri, potrebbe essere perché emani un'energia particolare che le persone trovano confortante.

4. Attrazione paranormale: se sei affascinato dal paranormale, figure come fantasmi, alieni e demoni, potresti avere un legame particolare con il mondo degli spiriti. Le streghe credono che esistano spiriti, entità o energie che possono influenzare la nostra realtà quotidiana e, quindi, credono nella profonda interconnessione tra il mondo materiale e quello spirituale. Se sei attratto dal paranormale in tutte le sue forme, se leggi molto sull'argomento e se credi fermamente che esista un'altra dimensione popolata da spiriti superiori, dovresti provare ad esplorare ulteriormente la tua

anima perché probabilmente ne hai un legame profondo con il mondo spirituale, come ogni strega che si rispetti.

5. Interesse per l'occulto: l'interesse per argomenti occulti e misteriosi può essere un segno che sei una strega. Ciò può includere la lettura di carte, la guarigione con i cristalli e la partecipazione a fiere legate a questo mondo. Se ti piace leggere i tarocchi, credi che i cristalli esercitino un'influenza benefica su persone ed eventi, e vorresti partecipare a qualsiasi evento legato al mondo dell'occulto, esplora ulteriormente questa tendenza e fai emergere tutto il tuo potenziale di strega!

6. Esperienze soprannaturali: le streghe hanno spesso esperienze soprannaturali, come visioni, incontri con gli spiriti o viaggi nel tempo, che iniziano durante l'infanzia e continuano fino all'età adulta. Se ti riconosci in questa descrizione, probabilmente hai un forte legame con l'altro mondo.

7. Sogni lucidi: molte streghe sono sognatrici prolifiche e spesso hanno sogni lucidi, che possono essere un tratto distintivo. I sogni lucidi sono considerati un mezzo di comunicazione con la dimensione divina, consentendo un contatto più diretto con divinità o guide spirituali. Prova quindi a prestare attenzione ai tuoi sogni e osserva la frequenza dei tuoi sogni lucidi: potresti essere un viaggiatore astrale.

8. Un'anima vecchia e un cuore giovane: se ritieni di aver vissuto molte vite e di essere saggio oltre la tua età, ma hai ancora un cuore e un'anima giovani, potresti essere una strega.

9. Metti in discussione tutto: fare domande e mettere in discussione la realtà è un tratto comune delle streghe. Cerchi costantemente il senso delle cose e ti piace ribellarti a qualsiasi regola imposta che non condividi: potresti essere una strega molto intelligente!

10. Interesse per il passato: se sei affascinato dalle epoche storiche passate, dalle culture antiche o da periodi specifici, ciò potrebbe essere correlato ai ricordi di vite passate. Se questo viene combinato con il punto numero 8, le probabilità che tu sia una strega sono ancora maggiori.

11. Interesse per argomenti tabù: le streghe sono spesso attratte da argomenti considerati tabù, al di fuori delle "norme" sociali.

12. Credenza nei rimedi naturali: le streghe credono nel potere curativo della natura, come le erbe medicinali. Questo ci rimanda alla figura della strega e, se usi molto bene la medicina tradizionale, potresti essere uno dei suoi degni antenati.

13. Nostalgia della "casa": La nostalgia di un luogo sconosciuto può indicare un collegamento con un altro mondo o una vita precedente.

14. Caratteristiche fisiche di una strega: Il corpo delle streghe a volte mostra segni o segni particolari, come voglie o linee sulle mani. In particolare, sulle mani sono presenti cinque segni che potrebbero indicare la presenza di una strega.

Il marchio del guaritore:

Situato alla base del mignolo, il segno del guaritore è costituito da quattro o più linee parallele. Questo segno rappresenta un potente dono magico: il potere di guarire. Se hai questo segno, sei un guaritore nato, capace di dare sollievo a livello fisico, mentale ed emotivo. La tua naturale empatia ti consente di connetterti con coloro che hanno bisogno di guarigione e comprensione, anche se questi sentimenti non sono sempre espressi apertamente.

La Croce Psichica: è un simbolo a forma di X che è posto alla base delle dita della mano; ogni dito ha il suo significato. Se trovato alla base del dito indice, indica una notevole saggezza magica e suggerisce che molte delle tue opportunità magiche si manifestano quando cerchi il successo nella vita. Se si trova alla base del dito medio, denota una capacità di apprendimento e crescita costanti, spesso attraverso le sfide e le esperienze della vita. Se trovato alla base dell'anulare, sei associato a una strega, attirando e ispirando le persone di cui hai bisogno per aiutarti a scoprire i tuoi poteri attraverso le relazioni romantiche. Se infine si trova alla base del mignolo indica una strega che abbraccia in pieno la sua professione e unisce le qualità delle prime tre definizioni.

Linee di viaggio astrale:
Queste linee indicano la capacità di trascendere il tempo e lo spazio, connettendoti con il piano astrale a un livello profondo e inconscio. Ciò ti consente di comunicare facilmente con altre streghe e partecipare ai loro incantesimi. Sei avventuroso per natura e desideri esplorare il mondo astrale e le sue dimensioni.

Il triangolo psichico:
Prende la forma di un triangolo alla base dell'anulare ed è spesso sfocato e difficile da individuare. Indica un potere importante, ma potresti averlo bloccato o nascosto, spinto dalla paura o dalla negazione dei tuoi poteri. Ciò potrebbe essere dovuto a passate esperienze di magia nera o al desiderio di proteggersi.

La croce mistica (o croce segreta):
Prende la forma di una croce o di un segno a forma di X sul palmo della mano, tra le linee della testa e del cuore. Questo simbolo rappresenta una profonda intuizione e una comprensione delle abilità magiche fin dalla giovane età. Le persone che lo possiedono solitamente hanno un intuito potente e preciso.

15. Sogni profetici: i sogni che predicono eventi futuri sono comuni tra le streghe.

16. Chiaraudienza: termine usato per descrivere la capacità di percepire o vedere eventi, informazioni o dettagli oltre i normali cinque sensi o la comune esperienza sensoriale. È la presunta capacità di acquisire conoscenze o percepire eventi futuri o passati attraverso una sorta di "visione" extrasensoriale. Le persone con un "sesto senso" molto pronunciato possono avere un legame speciale con il mondo spirituale.

17. Odori "fantasma": potresti notare odori "fantasma" che sembrano provenire dal nulla. Potrebbero essere spiriti Quello provano comunicare con te .

18. Paralisi del sonno: le esperienze di paralisi del sonno sono legate ai viaggi astrali o alla comunicazione tra la dimensione spirituale e quella materiale. Insieme ai sogni lucidi, indicano che probabilmente sei un viaggiatore astrale.

19. Interesse per l'astrologia: l'interesse per l'astrologia e per l'influenza dei pianeti è molto diffuso tra le streghe che, come abbiamo visto, la utilizzano anche come metodo di divinazione.

20. Curiosità verso religioni diverse dalla propria: le streghe sono spesso curiose verso religioni diverse e più antiche di quelle più comuni, come il buddismo, l'induismo, il paganesimo e altre tradizioni esoteriche. Le streghe sono donne molto aperto e intelligente .

21. Déjà vu: esperienze di déjà vu, quando si ha l'impressione di essere già stati da qualche parte o di aver vissuto qualcosa. Potrebbe essere un altro segno che hai vissuto vite passate.

22. Forte intuizione: hai un'intuizione acuta che ti guida nelle tue decisioni e azioni e che non fallisce mai.

23. Vedi la bellezza dove gli altri non la vedono: la capacità di apprezzare la bellezza dei luoghi, delle cose e delle persone che spesso sfugge agli altri indica che possiedi una grande sensibilità e un livello di coscienza di gran lunga superiore a quello delle persone "normali".

24. Stati di trance: le streghe entrano facilmente in stati di trance, ulteriore segno della tua profonda connessione con il mondo divino.

25. Attrazione per la luna, il sole e le stelle: anche le streghe sentono un legame speciale con le stelle e i loro influssi.

26. Sensibilità ai luoghi affollati: sentirsi sopraffatti o sovrastimolati in ambienti affollati è un segno della tua elevata sensibilità energetica.

27. Affetto per i film sulle streghe e sui fantasy: la passione per i film e i libri sulle streghe e sui temi magici suscita il tuo interesse, perché probabilmente ti riconosci in loro e ti senti "a casa".

28. Interesse per le creature mitiche: hai un'attrazione innata per creature come draghi, sirene, unicorni e fate.

29. Manifestazione del pensiero: hai la capacità di manifestare i tuoi pensieri e desideri nella realtà, come ogni strega che si rispetti.

Al di là di questi segnali, ci sono molte altre cose che puoi fare per conoscerti meglio e confermare i tuoi dubbi.

Ad esempio, leggere libri, articoli e risorse online su pratiche magiche, tradizioni di stregoneria e varie correnti spirituali è un modo per esplorare. Ci sono molti libri importanti a cui puoi fare riferimento per la tua ricerca. "Il Libro delle Ombre" di Scott Cunningham funge da introduzione alla Wicca e alle pratiche magiche per principianti, offrendo informazioni su rituali, erbe, incantesimi e altro ancora. "To Ride a Silver Broomstick" di Silver RavenWolf offre una panoramica della stregoneria moderna e della spiritualità delle streghe, coprendo una vasta gamma di argomenti come strumenti magici, incantesimi e rituali. "Il libro delle ombre della strega" di Phyllis, scritto da una strega, condivide esperienze personali e insegnamenti che offrono una prospettiva personale sulla spiritualità delle streghe. Infine, "The Modern Guide to Witchcraft" di Skye Alexander è un'introduzione contemporanea alla stregoneria moderna, che copre tutto, dalla storia alle pratiche magiche. Tuttavia, prima di leggere qualsiasi libro, è consigliabile ricercare l'autore e la sua reputazione per accertare la sua autorità nel campo della magia e della stregoneria.

Partecipare a forum, gruppi di social media o siti web dedicati alla stregoneria o alla spiritualità ti consente anche di entrare in contatto con altri che condividono interessi simili, offrendo l'opportunità di imparare gli uni dagli altri. Molte città offrono gruppi o eventi legati alla stregoneria, alla spiritualità o alla magia. Partecipare a questi eventi può essere un modo per incontrare persone con interessi simili e imparare da loro. La meditazione e l'introspezione sono anche strumenti preziosi per esplorare i tuoi pensieri, sentimenti e intuizioni sulle pratiche magiche. Se lavori sulla tua consapevolezza personale, riuscirai a capirti meglio.

Dopo questa esplorazione personale, una tappa cruciale nella vita di una strega è la purificazione dello spirito. Ma cosa intendiamo per purificazione dello spirito? Questo concetto è presente in varie tradizioni spirituali e religiose in tutto il mondo. Si riferisce ad un processo o pratica volto ad eliminare le impurità spirituali, la negatività o i peccati per raggiungere uno stato di purezza, illuminazione ed elevazione spirituale. Ecco alcune delle sue manifestazioni più comuni:

La purificazione dello spirito inizia con la purificazione fisica, come il digiuno, un bagno rituale, l'astinenza da determinati cibi o bevande, o la purificazione del corpo, che consente una maggiore concentrazione spirituale. Molte culture e religioni hanno rituali di purificazione specifici: il battesimo cristiano, il lavaggio delle mani e dei piedi nell'Islam, il bagno nel Gange nell'Induismo o la cerimonia del fango nelle tradizioni dei nativi americani. Nel contesto delle streghe, un rituale di purificazione fisica potrebbe svolgersi come segue.

- **Rituale del Bagno Purificante delle Streghe:**

  Necessario:

  Candele bianche o blu (per creare un'atmosfera calma e rilassante).
  Sale marino o sale Epsom (per purificare e liberare le energie negative).
  Erbe purificanti o oli essenziali come lavanda, rosmarino o salvia.
  Incenso purificante (ad esempio, incenso alla salvia bianca).
  Musica rilassante o meditativa (facoltativa).
  Procedura:

Accendi candele e incenso in una stanza tranquilla e chiusa. Preparare la vasca riempiendola con acqua calda. Aggiungi all'acqua una manciata di sale marino o sale Epsom e magari qualche goccia di olio essenziale purificante. Visualizza che la stanza è circondata dalla luce e da una barriera protettiva. Puoi recitare una preghiera o esprimere le tue intenzioni per creare un'atmosfera sacra. Entra nella vasca da bagno e immergiti completamente. Chiudi gli occhi, concentrati sulla respirazione, rilassati e allenta tutte le tensioni. Immagina l'acqua del bagno come una luce purificatrice che penetra nel tuo corpo, eliminando le energie negative e lo stress. Visualizza te stesso come un essere radioso di luce. Durante il bagno meditate, recitate mantra o pregate, concentrandovi sulla purificazione del corpo, della mente e dell'anima. Chiedi alla dea o agli spiriti della natura di aiutarti in questo processo. Rimani tutto il tempo che ti occorre: alcuni preferiscono pochi minuti, altri di più. Quando sei pronto, svuota la vasca e visualizzala mentre lava via tutta la negatività e la tensione. Di' una preghiera di ringraziamento per la purificazione. Asciugati delicatamente con un asciugamano pulito, lasciando la pelle fresca e purificata. Spegni le candele e l'incenso. Prenditi un momento per meditare o semplicemente torna alla tua routine quotidiana.

La meditazione e la preghiera sono metodi popolari di purificazione spirituale. Attraverso la contemplazione, la riflessione e la connessione con la dimensione spirituale, cerchiamo di eliminare gli ostacoli interni e raggiungere uno stato di purezza mentale e spirituale. Ciò implica il perdono e la compassione per gli eventi passati, visti come un mezzo per liberarsi dal risentimento e dalla negatività. Per le persone più radicali, la purificazione della mente può comportare l'abbandono dei piaceri e delle comodità mondane per concentrarsi sulla crescita spirituale. Queste pratiche sono più comuni tra i monaci e gli asceti e più rare tra le streghe.

- **Rituale di purificazione spirituale :**

Necessario :

Una candela bianca o blu .
Un piatto o una ciotola con acqua.
Sale marino o sale dell'Himalaya.
Un pennello o una penna.

Procedura:

Trova un luogo tranquillo e silenzioso dove poter eseguire il rituale. Accendi la candela e posizionala davanti a te. Posiziona il piatto o la ciotola con l'acqua accanto alla candela e versa un pizzico di sale nell'acqua. Chiudi gli occhi, respira profondamente e immagina che una luce bianca radiosa circondi tutto il tuo essere. Questa luce è una barriera protettiva che ti separa dalle energie negative. Usando le dita, raccogli un po' di acqua salata dal piatto. Mentre lo fai, visualizza le energie negative e le tensioni che fuggono dal tuo corpo e cadono nell'acqua. Concentra la tua intenzione sulla purificazione e sull'eliminazione delle energie indesiderabili. Usa il pennello o la penna per "spazzare via" delicatamente le energie negative dal tuo corpo. Inizia dalla testa e procedi verso il basso, immaginando che le energie negative vengano spazzate via e catturate dal pennello o dalla penna. Mentre continui a spazzare le energie, visualizza una luce bianca brillante che scorre attraverso di te e riempie ogni parte del tuo essere. Questa luce rappresenta la purificazione e la guarigione. Ringrazia gli spiriti, la dea o qualsiasi altra entità spirituale con cui ti senti in contatto per averti aiutato a purificarti. Una volta terminato il rituale, spegni la candela e goditi una profonda sensazione di leggerezza e benessere. Respira profondamente e rilascia ogni tensione che può rimanere. Puoi ripetere questo rituale per purificare la mente tutte le volte che ne senti il bisogno. È importante personalizzare il rituale in base alle tue convinzioni e sentimenti in modo che abbia un significato per te.

Infine, la liberazione del potenziale spirituale è un processo attraverso il quale una persona cerca di esplorare e attivare le proprie attitudini e capacità spirituali innate. Questo processo di solito comporta l'apertura della coscienza a dimensioni spirituali ed energetiche più ampie, oltre la realtà materiale.

Questo processo inizia con una profonda auto-esplorazione, che implica l'introspezione per scoprire capacità spirituali, intuizioni, doni e connessioni che potrebbero essere state trascurate o ignorate. Successivamente, è importante sviluppare una maggiore consapevolezza di noi stessi e del mondo che ci circonda attraverso la meditazione, la riflessione, la pratica della consapevolezza e l'osservazione attenta dei nostri pensieri, emozioni e reazioni. Per sbloccare il nostro potenziale spirituale, dobbiamo anche avere una mentalità sufficientemente aperta da accettare ed esplorare diverse idee, credenze e pratiche spirituali.

Molte persone cercano guide spirituali o insegnanti esperti che li aiutino a comprendere e sviluppare il loro potenziale spirituale. Questi mentori possono offrire consigli di esperti, condividere conoscenze e incoraggiare la crescita spirituale. Tuttavia, l'esperienza personale è spesso una parte essenziale del processo di sblocco del potenziale spirituale. Le persone possono sperimentare eventi, visioni o momenti di illuminazione che le guidano verso una maggiore comprensione della loro spiritualità. Tuttavia, questo è solitamente un processo graduale che richiede tempo e pazienza. È fondamentale non avere aspettative irrealistiche e consentire alla crescita spirituale di evolversi in modo naturale e graduale.

Ecco un esempio di un rituale che potrebbe aiutarti a liberare il tuo potenziale spirituale.

- **Rituale mattutino per liberare il potenziale spirituale:**

  Necessario:

  una candela bianca
  Incenso a tua scelta
  Una pietra o un cristallo a cui ti senti spiritualmente connesso
  Taccuino e penna

  Procedura:

Trova un posto tranquillo senza distrazioni per il tuo rituale mattutino. Accendi l'incenso e la candela, che simboleggiano la luce, la purificazione e la connessione spirituale. Siediti comodamente, chiudi gli occhi e respira lentamente e profondamente per calmarti e concentrarti. Ricorda un momento o una situazione in cui hai sentito una profonda connessione spirituale o un'intuizione extrasensoriale. Rivivi questa esperienza nella tua mente.

Scrivi alcune affermazioni positive sul tuo potenziale spirituale, come: "Sono aperto alla mia intuizione e alla mia connessione spirituale" o "Sono un canale di energia positiva". Leggi queste affermazioni ad alta voce o internamente, concentrandoti su ciascuna di esse.

Prendi il cristallo tra le mani, chiudi gli occhi e immagina un flusso di energia tra te e il cristallo stabilendo una connessione spirituale. Chiedi al cristallo di aiutarti a sbloccare il tuo potenziale spirituale e guidarti nel tuo cammino. Medita tranquillamente per qualche minuto, concentrandoti sulla sensazione di connessione con il cristallo.

Esprimi la tua gratitudine per l'energia positiva e la connessione spirituale sentite durante il rituale mattutino. Spegni in sicurezza la candela e l'incenso. Prendi il taccuino e la penna per scrivere i tuoi pensieri, sentimenti e idee derivanti dal rituale.

Tieni un diario spirituale per registrare le tue esperienze e i tuoi progressi nel tempo.

Questo rituale mattutino ti permette di iniziare la giornata in modo concentrato e consapevole, esplorando il tuo potenziale spirituale. Personalizzalo aggiungendo elementi o pratiche che risuonano con la tua personalità. La chiave è praticarlo regolarmente e con pazienza, mentre lavori per sbloccare il tuo potenziale spirituale.

Siamo giunti alla fine della nostra esplorazione del magico mondo della Wicca e della dimensione spirituale. Ci auguriamo che il contenuto di questo libro vi sia piaciuto e vi ringraziamo per averlo letto fino alla fine.